全家人的 小金方 ②

疑难杂症点穴消

苏全新／编著

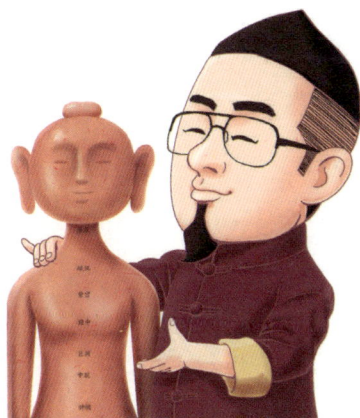

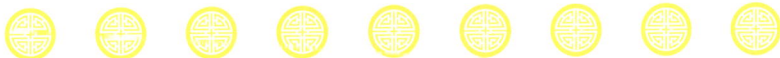

全国百佳图书出版单位
中国中医药出版社
·北京·

图书在版编目（CIP）数据

全家人的小金方 . 2, 疑难杂症点穴消 / 苏全新编著 . —— 北京：中国中
医药出版社, 2021.4
ISBN 978-7-5132-6757-1

Ⅰ . ①全… Ⅱ . ①苏… Ⅲ . ①验方 – 汇编 Ⅳ . ① R289.5

中国版本图书馆 CIP 数据核字 (2021) 第 029568 号

中国中医药出版社出版

北京经济技术开发区科创十三街 31 号院二区 8 号楼
邮政编码 100176
传真 010–64405721
河北品睿印刷有限公司印刷
各地新华书店经销

开本 710×1000 1/16 印张 14 字数 173 千字
2021 年 4 月第 1 版 2021 年 4 月第 1 次印刷
书号 ISBN 978-7-5132-6757-1

定价 59.80 元
网址 www.cptcm.com

社 长 热 线 010–64405720
购 书 热 线 010–89535836
维 权 打 假 010–64405753

微信服务号 zgzyycbs
微商城网址 https://kdt.im/LIdUGr
官 方 微 博 http://e.weibo.com/cptcm
天猫旗舰店网址 https://zgzyycbs.tmall.com

如有印装质量问题请与本社出版部联系 (010–64405510)

前 言

身上大药库　指上小金方

　　终于，又和各位新老读者见面了！这是我继三年前出版《全家人的小金方——疑难杂症一扫光》后的又一部科普著作。《全家人的小金方》一出版，就受到了无数患者、读者的好评。大家普遍反馈使用"小金方"后受益良多，对中医药简、便、廉、验的特色有了新的认知，对我的行医思想也很认可。心中甚慰！

　　2020年突发的新冠肺炎疫情再次凸显了中医优势、中国力量！疫情最为严重的那段时间，很多患者、读者、粉丝通过微信、微博向我咨询健康问题。医者仁心，我也毫无保留地予以帮助。

　　在解答问题的过程中，我发现很大一部分朋友特别喜爱、相信中医穴位疗法。《针灸聚英·四总穴歌》有"肚腹三里留，腰背委中求，头项寻列缺，面口合谷收"的记载。这说明每个穴位都有各自独特的治疗效果，为了方便大家理解记忆，我便给这些穴位起了一些更为形象具体的名字。比如，丰隆穴是"化痰穴"，三焦俞是"祛湿穴"，天河水是"退烧穴"等。大家纷纷表示，这些穴位被我这样一讲通俗易懂，印象深刻了许多，一辈子都忘不了。

　　有位粉丝的孩子，在家上课期间由于活动少，四个月胖了5千克，身高也没有增长。这位粉丝急在心里，通过直播向我求助。我当时给她推荐了"长高穴"——身柱，粉丝坚持给孩子艾灸，并带孩子适当运动，不到一个月孩子身高就长了2厘米。粉丝喜出望外，孩子也恢复了健康。

　　类似的例子还有很多，正是由于此，我也再次萌生了撰写一本"穴位小金方"的念头。身为中医，每日看诊不过数十人；而写一本书，却可以帮助数万甚至更多家庭，何乐而不为呢？于是，历时三个多月写作，便有了这本以穴位疗法为主要内容的"小金方"。

　　其实，穴位是人体自带的药库，每个穴位都相当于一剂良药。希望借助本书，大家可以将健康牢牢握在手中。正所谓"身上大药库，指上小金方"，而给自己和家人开方的正是您的双手。

苏全新

2021年1月于北京

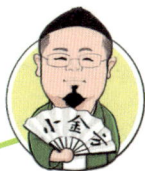

目录

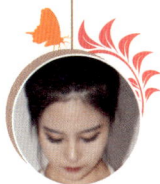

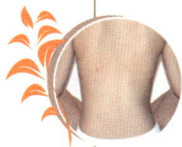

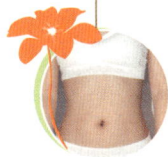

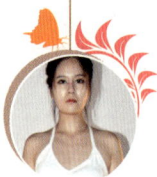

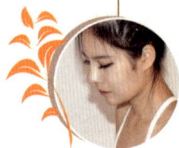

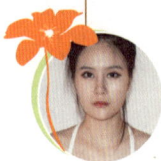

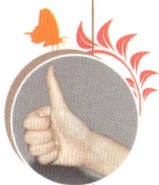

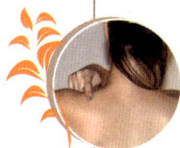

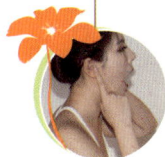

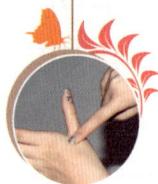

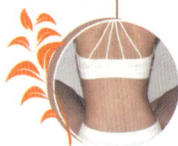

第一章

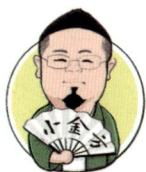

有好心情才能有好身体

身是菩提树，心如明镜台，穴位时时按，快乐自然来！

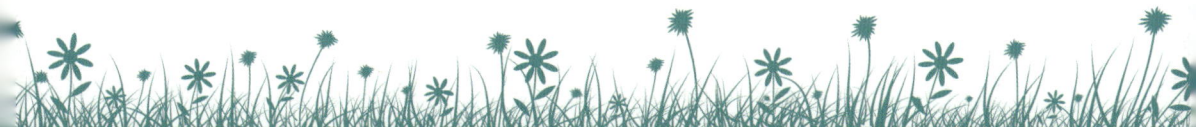

太冲穴是身体的"撒气穴"

读读《戒怒歌》，看看发怒的危害

明代医学家胡文焕的著作《类修要诀》是一本养生书籍，书中收集了很多古人养生的警句、格言，读起来使人受益颇深。其中有一首《戒怒歌》曾广为流传。

君不见，大怒冲天贯斗牛，擎拳嚼齿怒双眸。兵戈水火亦不畏，暗伤性命君知否？又不见，楚霸王、周公瑾，匹马乌江空自刎，只因一气殒天年，空使英雄千载忿！对时人，须戒性，纵使闹中还取静。假若一怒不老躯，亦至血衰生百病。耳欲聋，又伤眼，谁知怒气伤肝胆。血气方刚宜慎之，莫待临危悔时晚。

歌谣列举了楚霸王项羽、公瑾周瑜因情绪而丢失性命的事例，又指出了生气伤耳、伤眼、伤肝的危害，以此来警示人们养生就要"戒怒"。

气是百病之源

俗话说："树大伤根，气大伤身。"气是百病之源，怒气一发，则气逆而不顺，滞而不舒。盛怒之下，气死的也有，晕死的也有，气疯的也有。养生最好的状态当然是"不生气，少生气"，不过人都有七情六欲，世上哪有不会生气的人，生了气不要紧，我们及时把体内郁滞的气"撒"

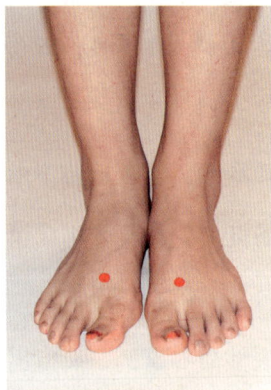

出去就行了。

那这气如何"撒"呢？办法可多了，比如现在很多公司都流行"发泄室"，里边设置了涂鸦墙、沙袋、拳击手套等，目的都是为把体内的"气"发泄出去，这样既放松了自己，又不会使坏情绪影响到周围的人，非常不错。

找到身体的出气筒——太冲穴

当然这样撒气的条件并不是人人都能享有，其实想要"撒气"，何必这么麻烦，我们每个人的身体上就有这样一个可以用来撒气的穴位，也就是"太冲穴"。

取穴要点：位于足背侧，第一、二跖骨结合部之前凹陷处。取穴时身体正坐或者仰卧，然后手指沿着大脚趾和次脚趾的夹缝向上移动，移到约两横指的位置，按压能感觉到动脉血管搏动，此处即为太冲穴。

中医认为"肝主疏泄""在志为怒"，疏泄包括疏泄人的情志和气机，而肝气郁结就会导致情绪抑郁不舒，表现为易怒、烦躁、爱生气。太冲穴是足厥阴肝经上的重要穴道之一，生气的时候，你可以用手指压一下太冲穴，会有明显的压痛感。按压太冲穴可使太冲穴所属的肝经顺畅，那么人的情绪问题也会迎刃而解。

具体按摩的时候，可以选择在晚上洗脚后按

太 冲

太冲穴位于足背侧，第一、二跖骨结合部之前凹陷处。

压，按压的力度控制在略微感到疼痛即可。切忌用力过大，否则会导致皮下淤血。一般按压左右太冲穴各5分钟即可，按压后喝少量的温水以助代谢。

配上足三里，效果更无敌

再告诉大家个诀窍，有时候一生气，会影响到吃饭。咱们老百姓常说"气得饭都吃不下去了"，就是这个道理。这时候配合着揉足三里，保证心情舒畅，食欲止常。

取穴要点：位于人体膝盖外膝眼下四横指，胫骨边缘处。足三里和太冲穴同属于下肢穴位，取穴的时候坐在凳子上，腿弯曲，大腿与小腿约成90°。手摸膝盖外侧，有一凹陷处（即俗称的"膝眼"），五指并拢，手指伸直，食指第二关节放在膝眼处，并使手指与小腿成垂直方向平贴在腿上，小指第二关节下即是足三里穴。

足三里是足阳明胃经上的要穴，常按可以调理脾胃，补中益气，通经活络。当按压完太冲穴之后，手指再上移到足三里穴。用食指、中指尖放在足三里穴上，来回用力按压5秒，以感到酸胀为佳，这样左右足三里穴各重复5次即可。

"笑一笑十年少，气一气少岁数"。从表面上看，生气只是一种不好的情绪反应，但其实却是难治的心病，所谓"心病难医"，一旦

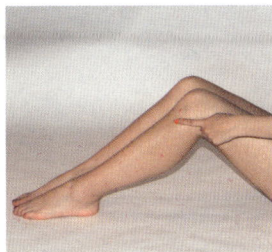

足三里

足三里位于人体膝盖外膝眼下四横指，胫骨边缘处。

因生气损害了身体健康，那治起来比感冒、发烧都困难。所以，我们一定要学会控制自己的情绪，而且当情绪来的时候，还要给它找一个发泄口。而每天坚持找"太冲穴"撒撒气，有事没事地经常按摩，可以起到疏通经络、疏肝理气等保健作用，特别是对于心眼小、气性大的人很有作用。

常按阴包穴，天天无烦忧

借酒消愁愁更愁

据科学研究发现，人在焦虑、忧愁、烦恼、抑郁的状态下，身体免疫力抵抗疾病入侵的能力会大大下降。中医也认为人在发愁的时候不但情绪低沉，就连身体内的气血也会消沉，导致气血运行不畅，容易经络堵塞，进而对身心健康造成极大危害，也就是所谓的"积郁成疾"。

人有悲欢离合，月有阴晴圆缺。人生在世，不顺心的事情十之八九。一代枭雄曹操说："何以解忧，唯有杜康。"很多人忧愁烦恼的时候都会借酒浇愁，可是诗仙李白又说："抽刀断水水更流，举杯消愁愁更愁。"现实中，酒浇灭不了心中的愁绪，反而还可能带来酒精肝，对身体进行二次伤害。

身体上的"解忧穴"

身体上有一个可以解忧的穴位，那便是阴包穴。阴包穴是肝经上的要穴，包就是"收"的意思，意为肝气在这里聚集收拢。

取穴要点：阴包穴位于大腿内侧，当股骨内上髁上4寸，股内肌与缝匠肌之间。取穴的时候身体正坐，下肢稍曲略微提起，这个时候会显露出明显的缝匠肌，在胫骨内侧髁向上约一个手掌的位置，用手触摸找到有凹陷、酸痛感的位置，即为此穴。

肝主情志，如果按压阴包穴的时候有胀痛的感觉，说明肝火旺盛，肝气不舒。同时心情郁闷的时候，按摩一下阴包穴，把郁结在此穴的肝气揉开了，烦恼也就化为乌有了。

阴包穴取穴非常方便，随时随地都可以操作，当坐着休息的时候，双手手掌放在膝盖上，顺势找到阴包穴的位置，然后食指和中指并拢，以指腹点压双腿的阴包穴3～5分钟即可。长期坚持可以理顺肝气，让心情舒畅，也就不再会为杂事烦忧。

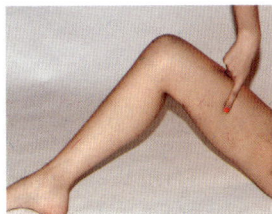

阴 包

阴包穴位于大腿内侧，当股骨内上髁上4寸，股内肌与缝匠肌之间。

配合肝经，可以起到"1+1＞2"的效果

除了阴包穴，大腿内侧还是身体肝经循行的路线。《黄帝内经》中称肝为"将军之官"。将军的职责就是负责守卫国家疆土的，率领军队抵

御外界不断入侵的敌人，对于人体来说，外界最大的敌人就是"病邪"。所以结合肝经按揉阴包穴的办法，既可以令人天天没有烦恼和忧愁，笑口常开，还可以增强身体免疫力。

具体操作时，我们可以坐在椅子上或者是床上，两脚掌相对并在一起，握拳用同侧小指的掌指关节由上向下轻敲绷起的那根筋；或者正坐位，双脚着地，握拳用同侧小指的掌指关节轻敲大腿内侧亦可。这条线路便是肝经循经的路线，当敲到阴包穴的时候停下来，用拇指指腹按压此穴，力度以感觉到酸痛为宜（有些人会有强烈的痛觉，力度可适当减轻），按揉3~5分钟，以此为1遍，双腿各做3~5遍。按摩的时候，如果涂一些具有润滑作用的肥皂液、橄榄油等，效果更佳。

北京潭柘寺弥勒佛龛两边有一则对联："大肚能容，容天下难容之事；开口便笑，笑世间可笑之人。"其中所传递的思想便是包容、快乐、乐观、豁达的心境。

用积极向上的心态去迎接每一天，你就会发现人缘、财运、福气都围绕着你，而如果整天挂一个苦瓜脸，闷闷不乐，朋友、同事，甚至家人都会躲着你，更别说会得到上天的眷顾了。所以，你看在佛教中，众多佛祖的形象都是乐呵呵的，这说明快乐是人生珍贵的东西，也是最难的修炼。

神经衰弱就找太阳穴

太阳穴是大脑疲劳的信号器

当我们连续用脑后，太阳穴的位置往往会出现重压感或是胀痛的感觉，这其实是太阳穴在给我们释放大脑已经疲劳的信号。

中医认为"脑为诸阳之首，乃经络之总会也"，为"阳中之阳"。而太阳穴在中医经络学上被称为"经外奇穴"，与大脑关系密切，是气血流通大脑的必经之地。从现代解剖的角度来看，太阳穴附近颅内血管分布相当丰富，其中起于上颌动脉的脑膜中动脉，在硬脑膜外沿颞骨鳞部向上行走，并在太阳穴处的颞骨鳞部分支为脑膜中动脉前、后支。

所以，猛烈地击打或者撞击太阳穴，极易造成脑震荡或者是脑出血。这也是中国传统武术文化中，将"太阳穴"视为死穴的原因。比如在《少林拳》中就记载，太阳穴如被人点中，轻则昏迷，重则殒命。

长时间用脑会引起神经衰弱

生活中，大家总会有这样的感觉，就是从事脑力劳动时往往要比从事体力劳动感觉还要累，这是因为大脑的活动需要身体气血进行供应，而且它又位于颠顶高位，因此对气血的消耗更大。

所以长时间用脑会造成气血不足，气血不畅，表现在太阳穴上就是有明显的肿胀感，感觉里边有神经紧绷着。现代研究分析，在持续较久或强度过大的脑力劳动过程中，脑细胞代谢会产生自由基、乳酸等许多有害物质，这些物质大量淤积，阻塞了大脑的营养通道，从而造成血氧含量降低，血液循环不畅，导致大脑神经出现异常和紊乱，也就是我们俗称的"神经衰弱"。

神经衰弱不仅会引起失眠、记忆力衰退、脑袋昏沉等身体不适，还会影响人体的心理健康。许多神经衰弱者总会表现出自卑、敏感、多疑、缺乏自信心或偏于主观、急躁等心理反应，这一点特别是在背负着沉重学业压力的青少年群体中表现尤为突出。

让太阳穴成为提高工作效率的有力帮手

太阳穴是大脑疲劳的信号器，同时也是反射区。按摩太阳穴可以给大脑以良性刺激，能够解除疲劳，振奋精神，止痛醒脑，并且能继续保持注意力的集中。

取穴要点：在头部侧面，眉梢和外眼角中间向后一横指凹陷处。太阳穴的位置非常好找，绝大部分的人一抬手就能摸到，取穴的时候身体采用正坐、仰卧或者仰靠的姿势，双手托腮，中指伸直，其余四肢微曲，中指顺着外眼角延长线摸到眉梢后，触及有凹陷处即为此穴。

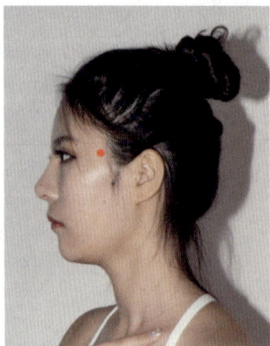

太 阳

太阳穴在头部侧面，眉梢和外眼角中间向后一横指凹陷处。

按摩太阳穴时先调整好姿势，身体坐正，或者是仰卧，稳定情绪，放松精神。手掌相互搓热，然后中指指腹贴于太阳穴上，先顺时针转揉10～20次，再逆时针转揉相同的次数。也可以将手掌贴在头上，以拇指指肚分别按在两边的太阳穴上，稍用力使太阳穴微感疼痛，然后以相同的方法，顺、逆时针各揉10～20次。

此方法操作简便，大家在工作、学习之际，可每隔一个小时操作一遍，能很好地缓解大脑疲劳，预防神经衰弱。

配合百会，效果更佳

取穴要点：后发际正中上7寸，以两个耳朵的耳尖为起点，往头顶延长，两线在头顶正中交汇的地方即是百会穴。

百会穴具有开窍醒脑的作用，如果在按揉太阳穴之后配合按摩百会，就如同给老虎插上了翅膀，起到事半功倍的效果。具体方法是以百会穴为中心，以单手掌为着力点，手掌用力按压做大幅度揉动，顺时针、逆时针各揉15～20次。按摩结束后双手下垂，握空拳，屈肘抬至肩高向后扩胸，最后放松还原。此时，你就能体会到自己的身体疲劳大减，有种如梦方醒的感觉！

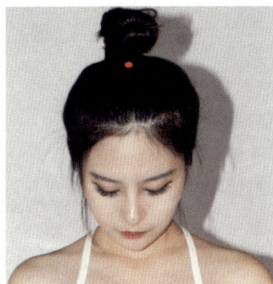

百　会

百会穴后发际正中上7寸，以两个耳朵的耳尖为起点，往头顶延长，两线在头顶正中交汇的地方。

一个能让人高兴的穴位——阳陵泉穴

在武侠小说中，作者总描绘身体上有某个穴位，被高手点穴之后就会嬉笑不止。这当然是一种不切实际的臆想，不过身体虽然没有笑穴，但却有可以让人高兴的穴位，这便是阳陵泉穴。中医认为膝外侧属阳，腓骨小头部如同一个丘陵，丘陵前下方凹陷处经气像流水一样流进深谷山泉，故名阳陵泉。

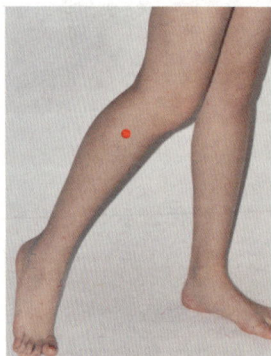

取穴要点：位于膝盖斜下方，小腿外侧之腓骨小头稍前凹陷中。取穴的时候身体自然坐直，此时大腿和小腿会形成成直角，在腿弯处小腿外侧上方肉眼可观察到或者是用手触摸到有一突出的骨尖，这就是腓骨，阳陵泉穴就在骨尖的前下方约三横指的凹陷处。

阳陵泉穴是足少阳胆经上的穴位，胆经不舒会引起什么症状呢？《灵枢·经脉》上说："胆足少阳之脉……是动则病口苦，善太息，心胁痛不能转侧……"善太息的意思便是经常叹气，这

阳陵泉

阳陵泉穴位于膝盖斜下方，小腿外侧之腓骨小头稍前凹陷中。

是情绪低沉的表现。肝胆互为表里，主疏泄，负责调理情志，按摩阳陵泉穴可以调理胆经，振奋肝气，令人心情愉悦。所以阳陵泉穴被古代医家形容为身体上的"高兴穴"。

按摩阳陵泉穴的时候需要整个手掌用力，先用大拇指定穴，把大拇指放在阳陵泉穴的位置，其余四指并拢用力托住腿肚，拇指指腹用力按揉，先顺时针方向按揉3分钟，再逆时针方向按揉3分钟，双腿各做一遍。如果家里有艾条的话，也可以艾灸10分钟，以皮肤微微发热为度。这样长期坚持下去，身体和心情就都会好起来。

俗话说："人逢喜事精神爽。"人们遇见高兴的事情就会倍感精神，即便是生病也能立马好了几分。这是因为中医认为心为一身之主宰，万事之根本。心主藏神，好的心情可以愉悦人的"神识"，进而直接影响人体的整个状态。

正所谓"一天之计在于晨"，每天早晨起床后，用本文所讲述按摩阳陵泉穴的方法按揉6分钟，即可以让好心情伴随一整天。

身体上的情志开关——大陵穴

情绪调节是治病良药

想必大家都听说过"人彘"的故事，汉高祖死后，吕后掌握朝政大权，为了报复曾经独获刘邦恩宠的戚夫人，吕后命人将戚夫人剁去四肢，剜去双眼，割其舌并将其熏哑，戳聋，做成了人彘置于厕中。为了彰显自己的胜利，吕后还让继承皇位的惠帝刘盈观看。刘盈在茅厕见到戚夫人被自己的母亲残害成"人彘"的惨状之后，精神上受到了刺激，借酒消愁而成宿疾，最后抑郁而终，年仅23岁。

是什么害死了惠帝刘盈？疾病、灾祸、饥饿……统统不是，杀死刘盈的是恐惧。中医认为"恐伤肾"，肾为先天之本，恐惧可令人元气耗散，气血不足。俗话说"基础不牢，地动山摇"，人体根本一旦动摇，自然就难以长命。

其实不只是恐惧，只要是过激的情绪都会对人体造成伤害。中医说"七情内伤"，喜伤心，怒伤肝，忧伤肺，思伤脾，恐伤肾。所以，古代医家都非常重视对喜、怒、忧、思、悲、恐、惊这七情的调摄，并以此作为健身益寿或治疗疾病、促进药效的手段。

调理情志就是调理心气

中医认为"心主神明"，心是情志思维活动的中枢，所有的情绪活动都依靠心的统摄，所以过激的情绪活动最终都会伤害到心。所以调理情志最重要的就是调理心气。

大陵穴是手厥阴心包经的输穴和原穴，它就像是心经上调理情志的总开关，其治疗精神情

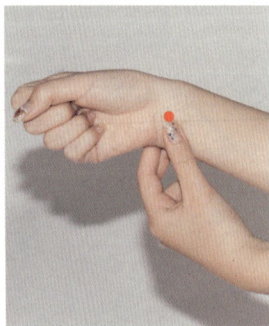

大　陵

大陵穴腕掌横纹的中点处，当掌长肌腱与桡侧腕屈肌腱之间。

志疾病的临床疗效早已被几千年来的中医实践所证明。长期坚持按摩就可以达到《黄帝内经》上"恬淡虚无"的精神状态。

取穴要点：腕掌横纹的中点处，当掌长肌腱与桡侧腕屈肌腱之间。取穴的时候弯曲手腕，此时在腕部会出现横纹，第2条完整横纹的中点，两肌腱之间便是大陵穴所在的位置。

具体按摩的时候，先用左手拇指尖端按压右手大陵穴，垂直用力，注意在向下按压的同时还要兼顾揉，然后屈伸活动右手腕关节，让刺激充分达到肌肉组织的深层，从而产生酸、麻、胀、痛、热和走窜等感觉，其用力强度应以病人能耐受为度。持续20～30秒后，渐渐放松，再轻揉局部，如此反复操作，持续5～10分钟。随后再换右手按压左手大陵穴，以同样的方法操作5～10分钟。每日1～2次，就能调理整体情志，愉悦心神。

配合内庭穴可以治疗口臭

生活中，脾虚湿浊的时候，脾胃里边腐化食物的气味就会上循到口腔，引起口臭。大陵穴虽然是心包经上的穴位，但此穴却属土。大陵意为"大土山"，是说此穴生土最多。五行中，脾脏属土，所以此穴为心包经的输土穴。

火生土则土健，土健则湿自消。因此，大陵

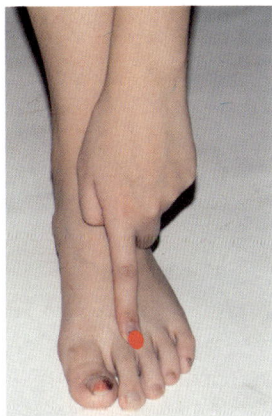

内　庭

大陵穴内庭穴在足背当第2、3跖骨结合部前方凹陷处。

穴还善治口臭，是天然的"口气清新剂"，有口臭的朋友不妨按揉下大陵穴来泻火清心。如果配合按揉"内庭穴"，其除口臭的功效将更加明显。内庭穴是胃经上的穴位，有清胃泻火的功效，有口臭、便秘、食欲旺盛、牙痛、咽喉痛这些症状的人可以用内庭穴调理。

取穴要点：内庭穴在足背当第2、3跖骨结合部前方凹陷处。

因为早上7～9点是胃经经气最为旺盛的时间段，所以最好在这期间按摩内庭穴。首先，用左手的大拇指指腹按住内庭穴1分钟，轻轻揉动，以穴位有酸胀感为宜，再换成右手大拇指，以同样的方法按摩内庭穴1分钟，总共2分钟即可。

按摩完这个穴位之后，同时再配合扳脚趾，反复将脚趾上下扳动，其泻胃火、除口臭的效果更强。

心胆气虚，巧按神门

心胆气虚则失眠多梦，胆怯易惊

心胆气虚是中医上的一个证名，具体包括心气虚和胆气虚。

《素问·灵兰秘典论》记载："心者，君主之官也，神明出焉。"神指高级中枢神经功能活动，其实就是人的意识形态。心主管着人的精神层面，心气虚则神明衰微，神魂不安，表现为白天神识涣散，夜晚不寐多梦。

《素问·灵兰秘典论》记载："胆者，中正之官，决断出焉。"胆在思想意识层面具有主决断作用。胆气充实则行事果断，勇敢刚毅，我们多形容这类人为"胆大"。如果人胆气虚弱，那么在心理上表现出来就是胆怯易惊，胆子很小，就容易被轻微的事情吓住。

有些人晚上做噩梦，常常惊醒，或者是睡前胆小地不敢入睡，这就是心胆气虚的典型表现。心虚则神不内守，胆虚则决断无权，此时人的精神和心理就像是柔弱的烛火，任何风吹草动就会摇曳不停。

神门穴，如何"巧"按

神门穴是手少阴心经的穴位之一，具有安神定志的作用。

取穴要点：神门穴位于腕部，腕掌侧横纹尺侧端，尺侧腕屈肌腱的桡侧凹陷处。

神门即神明出入的门户，为人之神气。按摩神门穴，重在一个"巧"字，具体有两个按摩方法。其一是按压绕腕法。用一只手的大拇指按住神门穴，然后缓缓地顺时针转动手腕，大概转动30次后再逆时针转动手腕30次。然后换手接着做，这个动作我们每只手做个3～5次就可以达到安神定志的效果了。其二是间歇式按压法。间歇即要断断续续的按摩，但是这种断续是有规律

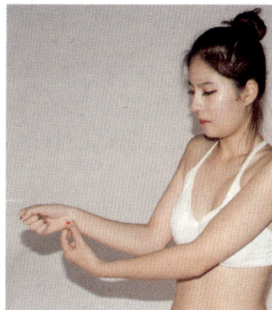

神门

神门穴位于腕部，腕掌侧横纹尺侧端，尺侧腕屈肌腱的桡侧凹陷处。

的，就是我们在按压神门穴时，依照着3下重，1下轻这样的规律来按摩。按压的方法是用左手拇指尖端按压右手神门穴，垂直用力，向下按压，按而揉之，并屈伸活动右腕关节，使穴位深处出现酸、麻、胀的感觉，然后轻揉。再用右手按压左侧的穴位，两手可以交替按摩，反复操作即可。每次按揉的时间应该控制在10～15分钟左右，每日1～2次。

神门按好，青春不老

因为神门穴具有安神定志的作用，所以非常适合睡觉之前按摩，可以快速帮助入睡，提高睡眠质量。

有人说，睡眠是女人最好的护肤品。这是因为在睡眠中可以加强对皮肤垃圾的清除，达到皮肤再生的效果，充足的睡眠可以让你的肌肤更加红润而有光泽，从而达到抗早衰的目的。

经常熬夜的人皮肤普遍都不太好，出现黑眼圈、面色暗沉、痤疮等问题。而拥有好的睡眠质量，则可以在第二天容光焕发。而且有研究证明，每晚睡觉少于6小时者较每晚睡7～8小时者的死亡率高出百分之七十。

因此，睡前把神门穴"伺候"好了，可以帮助人体抗衰老，延缓肌肤老化的速度，是最为廉价和有效的养颜药。

"养肝穴"养出好心情

肝与情绪的关系

中医将导致疾病的病因分为两大类，一类是外感六淫，即自然界的风、寒、暑、湿、燥、火六种邪气；另一类是七情内伤，即喜、怒、忧、思、悲、恐、惊七种心理情绪。

当前，世界卫生组织越来越重视心理健康，注重情志调摄，认为正常的心理情绪决定着是否会得病，得了病是否能快速康复。攘外必先安内，情绪决定着内在根本，好的心态是身体健康的基础。《红楼梦》中的林黛玉抑郁成疾，三国时的周瑜大怒之下剑伤迸裂，倒地而亡，都是不良情绪影响身体健康的典型案例。

中医认为人体所有的情绪都是人体气机的运动，发怒是因为气机往上走，害怕是因为气机往下走，忧思是因为气机在中间郁结。而肝主疏泄的功能恰恰可以调畅气机运行，"疏泄"的意思就是可以让气机的升发肃降有条不紊地进行。这就说明肝有调情志的作用。

若肝有病变，则气机不调，常见的病理状态有肝郁气滞、肝阳上亢、肝气不舒等形式，这些都会给心理情志造成影响。

身体上的五大"养肝穴"

《黄帝内经》上说："恬淡虚无，真气从之。精神内守，病安从来。"摄养意志是为了加强脏腑气血的活动能力，人体只有精神畅快，气血才能流通正常，并与内部的骨髓相联系，才能使五脏和全身的功能正常协调，从而形成一个身心平衡的健康人体。

调养情志，重在养肝，而身体上就有几个"养肝穴"，按一按能收获奇效。

肝俞穴

肝俞穴是肝的元气在身体背部汇聚而成的"水潭"，是养肝不可缺少的养生要穴。肝俞穴属于背俞穴，也就是在人体的背部，中医上有"腹如井，背如饼"之说，意思指腹部的空间比较深，背部是平的，背部紧紧贴着五脏六腑，更容易刺激到脏腑，所以经常按摩肝俞穴是可以养护肝脏的。

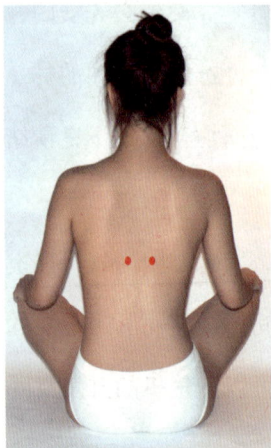

取穴要点：肝俞穴位于背部，在第9胸椎棘突下，旁开1.5寸处。取穴时常采用正坐或俯卧的取穴姿势，先找到肩胛下角，然后平行至脊柱，找到第7胸椎的棘突，往下数2个就是第9胸椎了，再旁开2横指的位置就是肝俞穴。

因为在背部，自己无法进行自我按摩，需要别人配合，所以可以夫妻之间相互进行。按摩的

肝俞

肝俞穴位于背部，在第9胸椎棘突下，旁开1.5寸处。

时候，被按摩者取俯卧位，操作者站在被按摩者头前，双手掌先放在肩胛骨上，然后往下推，直到拇指触及脊柱两侧的肝俞穴。然后操作者身体稍倾，将力气顺着手臂传到拇指，用指腹按压局部，但用力不可过大，手法要轻柔缓和。每次持续10秒左右再放开，然后再按，时间以5分钟为宜，每天1～2次，比如起床时或者睡觉时都可以抽取一定的时间进行按摩。

行间穴

行间穴属于肝经的荥穴。古人给穴位取名字非常有讲究，荥穴和原穴虽然只有一字之差，但是所蕴含的意思却不一样。原穴的意思是源泉，而荥穴的意思是极小的水流，说明此处有肝经之气缓缓流过，"行间"的本意就是行走、流动、离开的意思。

取穴要点：行间穴位于足背侧，当第1、2趾间，趾蹼缘的后方赤白肉际处。取穴的时候脚掌放松，手指放在大脚趾和二脚趾缝上，往后稍移动感受到有凹陷，即为此穴。

按摩行间穴的方法是食指和中指并拢，以双指指腹点揉此穴，每次点压5秒钟，然后抬起休息5秒，再次点揉，共做20组，两足上的行间穴可以同时操作。

太溪穴

太，大也。溪，溪流也。太溪穴是肾经上的

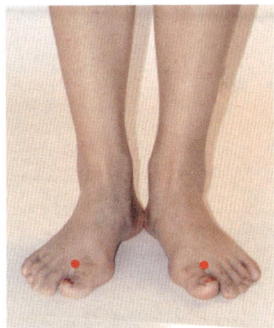

行　间

行间穴位于足背侧，当第1、2趾间，趾蹼缘的后方赤白肉际处。

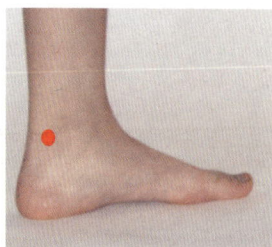

太 溪

太溪穴位于足内侧，内踝后方与脚跟骨筋腱之间的凹陷处。

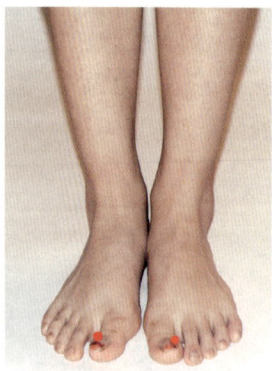

大 敦

大敦穴位于大脚趾甲根边缘，靠第二趾一侧约2毫米处。

原穴。调肾经其实就是调肝经，在中医五行中，水生木，肾为肝之母，肾水足则能涵养肝木。

另外，《黄帝内经》中提出了"肝肾同源"的理论。肾藏精，精血相互滋生。在正常生理状态下，肝血依赖肾精的滋养。肾精又依赖肝血的不断补充，肝血与肾精之间相互资生，相互转化。因此，按摩太溪穴同样可以达到养肝的效果。

取穴要点：太溪穴位于足内侧，内踝后方与脚跟骨筋腱之间的凹陷处。取穴的时候身体正坐或者仰卧，平放足底，此时用手触摸，在脚的内踝与跟腱之间会明显感觉到有凹陷，此处即为太溪穴。

因为这个穴位比较深，为了能更好地刺激，可以用食指关节按揉，或者是找筷子或者笔帽，先顺时针按揉10～15下，再逆时针按揉10～15下，双足交替进行，每一遍为1组，每天可进行5～10组。

大敦穴

大敦即大树墩也，为肝经上的要穴，属木。说明此处是肝木升的起始位置，如同树木的根部，根基牢固，就不愁春天树枝不会生长地茂盛。

取穴要点：大敦穴位于大脚趾甲根边缘，靠第二趾一侧约2毫米处。

我们可以每天睡觉前用热水泡脚，之后用手揉搓该穴位20~30分钟。按揉的时候身体屈腿而坐，双手捧脚，然后以拇指按揉大敦穴，指压时强压7~8秒钟，再慢慢吐气，重复10次左右。双脚交替进行。

太冲穴

前文已经提到，太冲穴是身体上的"撒气穴"，经常按摩可以舒畅郁结的肝气，具体按摩手法和前文雷同。

取穴要点：太冲穴位于足背侧，第1、2跖骨结合部之前凹陷处。取穴时正坐或者仰卧，手指沿着大拇指和次脚趾的夹缝向上移动，移到约2横指的位置，压至能感觉到动脉血管搏动，即为此穴。

养好了肝，肝调畅气机的功能就会正常，自然就不会被情志所伤。同时，经常应酬的人难免宿醉，酒伤肝，若家人醉酒回家后，我们不妨帮助他按摩一下身体上的这些养肝穴，不但可以醒酒，快速缓解呕吐、反胃的不适症状，还可以养护肝脏。

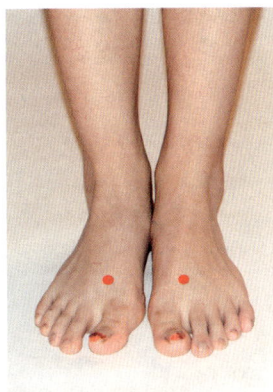

太 冲

太冲穴位于足背侧，第1、2跖骨结合部之前凹陷处。

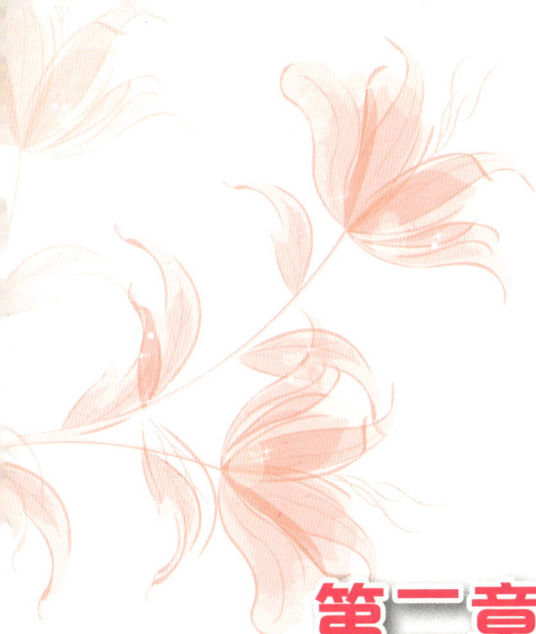

第二章

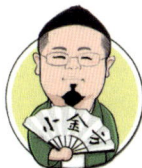

穴位按摩帮你赶走办公室常见病

好生活从奋斗中来！我们在办公室付出汗水，获得金钱，更要留住健康！

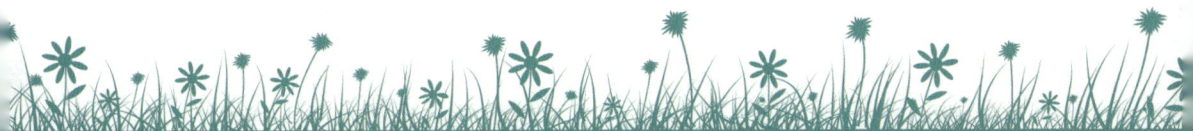

头昏脑胀，多是大椎堵了

办公室的小问题必须得重视

现代人生活节奏越来越快，工作压力也越来越大，不少办公室综合征正在困扰着众多工薪阶层。其中一些问题大部分属于"亚健康"的范畴，还不算是疾病，但是如果不注意的话也将会影响我们的一生。

如果在办公室工作一整天后觉得头昏脑胀，脖子还特别疼，这很有可能就是颈椎病的前奏。

所谓颈椎病，就是颈椎的位置出现了问题。头为精明之府，气血都是通过颈椎上贯于颠顶，从而保证头脑清明，思维敏捷。而长时间的伏案工作会让颈部和肩部的肌肉，长期处于紧张状态，这个部位的经络就像是橡皮筋越绷越紧，进而导致这部分的经络不通，气血不畅。气血无法上济脑，所以头昏脑胀，如果不解决，下一步就是肩颈疼痛。

问渠那得清如许，为有源头活水来

大椎穴是人体背部督脉上的一个重要穴位，这个穴位在背部的最高点，背部本来就属阳，所以大椎穴堪称"阳中之阳"。《针灸甲乙经》曾说："大椎，三阳督脉之会。"督脉是气血的"主干道"，如果上班期间感觉头昏脑胀，多是因为气血在大椎穴这个位置堵塞了。

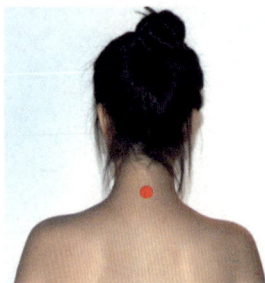

大　椎

大椎穴位于第7颈椎棘突下凹陷中。

取穴要点：位于第7颈椎棘突下凹陷中。我们低头时，用手摸到脖子后方最突出的一块骨头就是第7颈椎，该处下方的空隙处就是大椎穴。

问渠那得清如许，为有源头活水来。如果想让大脑重新恢复清明，就需要清除掉大椎穴这个堵塞点。

按摩大椎穴的方法非常简单，自己抬抬手就能操作。方法是手臂越过头部，拇指找到身体的大椎穴，然后反复有力地按摩大椎穴，左右手交替各做20～30次，然后双手交叉，用力举过头顶，等到举到不能再高后放下。当你感觉疲惫的时候，可以放下手头的工作反复做几次，就会感觉到疲劳感瞬间消散。

坚持有氧运动，拒绝脑疲劳

长时间用脑会引起大脑血氧供应不足，使人出现头晕脑涨、记忆力下降、注意力难以集中、食欲不振、周身不适等诸多脑疲劳的表现。所以，为了更好地生活和工作，我们每隔一段时间就要放松一下大脑，疏通一下大椎穴。

另外，像慢跑、游泳、做体操、跳绳、打乒乓球、打羽毛球、快走等中低强度的有氧运动，能够促进全身血液循环，增加血液含氧量，从而提高大脑血氧供应，有效缓解脑疲劳。所以，不要让累成为不运动的借口，下班吃过晚饭后坚持至少30分钟的有氧运动，会让你体康脑健。

颈肩疼痛的救星——肩井穴

像防传染病一样防颈椎病

若问现代人，最普遍的疾病是什么？答案不是感冒、发烧，而是颈椎病。

提起颈椎病，很多人认为这是老年人才会得的疾病。可是近年来，颈椎病就像是传染病一样在年轻人群体中蔓延，只要是在办公室工作的，大家都嚷嚷着肩酸颈痛。特别是对于那些从事财会、写作、编校、打字、文秘等职业的人员，由于长期低头伏案工作或者头颅前倾看着电脑屏幕，使颈椎长时间处于屈曲位或某些特定体位，不仅使颈椎间盘内的压力增高，而且也使颈部肌肉长期处于非协调受力状态，同时脊柱周围肌肉处于高度紧张状态，势必引起颈椎慢性积累性损伤。

但对于这个大家眼中的"小问题"，更多的人也只是停留在嚷嚷上，习惯性地晃动一下脖子，就继续盯着电脑干活，并不认为这是一件很严重的事情，甚至即便觉得严重，也无能无力，因为无法改变其职业性质。

但是您知道吗？据不完全统计，脑血管病患者中有90%以上都有颈椎病，也就是说90%的脑血管患者群体和颈椎病存在着一定的联系，而脑血管疾病已经是现代社会的主要健康杀手之一。

颈椎病不但使人头晕、头疼、脖子发僵、头皮发麻、上肢麻木或疼痛、肩痛、恶心、心慌，严重的还可能致人瘫痪。所以，颈椎病可不能小觑，我们一定要像防着传染病一样提防颈椎病。

痛则不通，通则不痛

中医认为，痛则不通，通则不痛。颈椎病是因为经络受阻，气血不畅，局部出现退行性病变引起的。

而肩井穴是肩颈局部十分重要的穴位，中医古籍上对肩井穴有这样的记载："主肩背痹痛，臂不举。"此穴具有祛风清热、活络消肿的作用，多用于治疗颈椎病头项强痛、颈椎活动受限、颈项肌痉挛、肩背部酸痛、肩周炎、肩膀疼痛、不能伸举等症。

取穴要点：肩井穴位于大椎穴与肩峰连线中点，肩部最高处。取穴时采用正坐、俯伏或者俯卧的姿势，先找到大椎穴，然后再找到肩的外侧，两者之间画一条横线，近乎中点，也就是肩部的最高处即为此穴。

因为肩井穴在人体背部，所以按摩此穴需要有旁人帮助，操作者立于被按摩者背后，先以左手食指压于中指上，按揉左侧肩井穴五分钟，再以右手按揉右侧肩井穴五分钟，按揉的时候力量

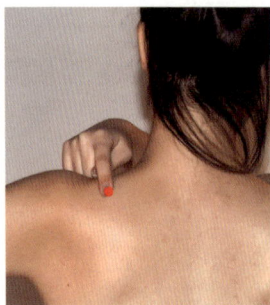

肩　井

肩井穴位于大椎穴与肩峰连线中点，肩部最高处。

要均匀，以穴位局部出现酸胀感为佳，每日早晚各一次。

如果在按摩的过程中感到疼痛，就说明气血在此处已经淤堵不通了，按摩的过程就是活血通络的过程，只要把淤积的"垃圾"清理出去，颈椎不适就会得到缓解。

如果把身体比作一口井，那气血便是井中的水，脚底涌泉穴是井底，肩部肩井穴是井口，生命之水从井底喷涌而出，只有保持这口井上下畅通，人体内的气血才能畅通无阻。所以，我们需要经常按揉一下肩井穴，让生命之水畅通无阻。

这些小方法也可以预防颈椎病

颈椎病是一个长期累积的过程，所以预防贵在平时。对于长期伏案工作者，每隔1~2小时左右，找同事帮忙按揉一下肩井穴的同时，自己也可以做保健运动。比如说有意识地让头颈部向左右转动三分钟，做摇头晃脑运动，转动时应轻柔、缓慢，以达到该方向的最大运动范围为准。或者进行夹肩运动，两肩慢慢紧缩3~5秒钟，然后双肩向上坚持3~5秒钟，重复6~8次；也可利用两张办公桌，两手撑于桌面，两足腾空，头往后仰，坚持5秒钟，重复3~5次。

这些动作虽然小，但是却能散瘀活血，帮助调节久未活动的颈椎，避免血液凝结在肩颈部，消除累积的疲劳，对缓解和预防颈椎病有很好的辅助作用。

睛明穴让眼睛告别疲劳

肝开窍于目，眼睛明亮得益于肝血充足

眼睛是心灵的窗户，但有时候这扇窗户也会被蒙上灰尘。经常坐办公室的人群容易眼干、眼涩，这是眼睛疲劳的表现。特别是那些经常对着电脑办公的人们，因为眼睛长时间聚焦，眼睛眨眼次数减少，造成泪液分泌相应减少，眼睛缺乏濡润，出现各种各样的不适。

中医认为"肝开窍与目"，眼睛是身体内肝的外窍，肝主藏血，眼干、眼涩这些眼睛疲劳的问题，都与肝脏有着密切的联系。

在经络学说中，肝的经脉从脚开始，沿下肢内侧上行到腹部，再由内在的脉络进一步上络于眼睛。肝所藏的精血，依靠肝经通道，将养分源源不断地向上输送给眼睛，这样，我们的眼睛才会顾盼生辉，灵活有神。也就是说，只有肝的精血循着肝经上注于目，才能使眼睛发挥视觉功能，中医所谓"目受血而能视"就是这个道理。为什么在传统食疗养生中，人们总是通过吃动物的肝脏来达到养护眼睛的目的，就是基于这一理论认识。

睛明穴是身体的"护眼穴"

除了养肝，还有一个穴位能够直接缓解眼部疲劳，那就是睛明穴。

取穴要点：睛明穴位于目内眦角稍上方凹陷，也就是鼻根和内眼角的

中间点，两侧各有一个，以拇指和食指靠拢夹住鼻根，往上移动到内眼角处即为此穴。我们做眼保健操的第二节时，会用拇指和食指按揉鼻根位置两侧，而这个地方就是睛明穴的位置。

睛明的意思就是能让眼睛明亮，《针灸大成》上记载此穴"主目远视不明，恶风流泪……小儿疳积，大人气眼冷泪"。

现代研究发现，按摩睛明等眼部穴位可改善血液循环，供给细胞足够的氧分和能量。按摩睛明穴的方法是取仰卧位，用拇指与食指或中指指尖按于两侧睛明穴，然后做上下提拉运动，同时配合按揉，力度由轻渐重，持续约2分钟。

因为睛明穴附近的皮肤非常薄，所以按摩的动作一定要轻柔，而且因为靠近眼睛，为了避免损伤眼睛，在按摩之前，应该先把指甲洗干净，按的时候最好把眼睛闭上，以免感染眼球。

睛明穴就是我们眼睛的"守护神"，平时记得多按一按，能让眼睛更舒服，只有保护好我们的眼睛才能更好地工作和学习。

配合承泣穴，眼睛更明

除了睛明穴，跟眼睛有密切关系的还有一个穴位叫承泣穴。承就是承受，泣就是眼泪。承泣穴的意思就是承受眼睛的泪液。泪液属于阴津的范畴，阴津有濡养和润滑眼睛的作用，所以按摩

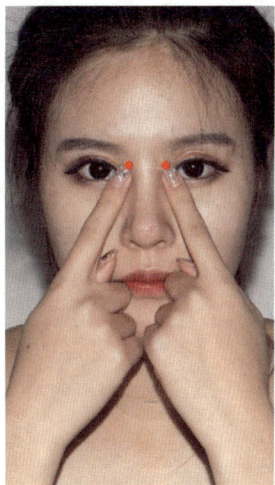

睛　明

睛明穴位于目内眦角稍上方凹陷，也就是鼻根和内眼角的中间点，两侧各有一个。

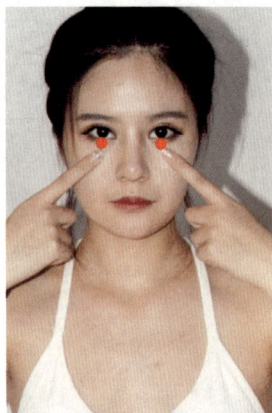
承泣

承泣穴位于面部，瞳孔直下，当眼球与眶下缘之间。

此穴也可以刺激阴液的分泌，起到缓解眼睛疲劳的效果。

取穴要点：承泣穴位于面部，瞳孔直下，当眼球与眶下缘之间。定位此穴时通常采用正坐或仰靠、仰卧的姿势，双目正视，在眼球正下方，眼眶骨凹陷处即为此穴。

按摩的时候以手指指腹或指节向下按压，并作圈状按摩，点揉就可以，用中指间歇按压，力度别太大，一般一日2次，早上起来的时候和睡觉前各做1次，一次10~15下即可。

在中医中，此穴主治目赤肿痛、迎风流泪、夜盲、色盲、近视、远视，可以说是眼睛的万能穴，和"护眼穴"——晴明穴搭配一起，就能双剑合璧，让眼睛更加明亮。

阳池穴帮你告别"鼠标手"

一场官司判定的工伤

提起工伤，很多人想到的是烧伤、冻伤、电损伤等这些大的疾病，区区一个鼠标手应该不算什么工伤吧？

在英国，就有一位患有"鼠标手"的职员，她的名字叫 Fiona·Conaty。她因为在巴克莱银行从事电脑工作，导致右手无法活动，甚至连简单的系鞋带和梳头等动作都不能完成。后来，她将自己的雇主——巴克莱银行告上了法庭，认为这样一种结果是银行令她长期用不合适的姿势敲打键盘和使用鼠标造成的。最终英国法院判决巴克莱银行赔偿 Fiona·Conaty24.4 万英镑。因为当时并没有将"鼠标手"定性为工伤的先例，所以这场官司在当初极具有代表性。

目前，鼠标手已经成为当今社会的主要职业病之一了。根据美国劳工部统计，雇员上半身（如手腕、手肘、肩）的重复性劳损将近占了已报道职业病的2/3，而上肢最常见的劳损就是"鼠标手"。

如何利用阳池穴预防鼠标手

中医认为"通则不痛，痛则不通"。在人体手腕的地方，分布有很多血管和神经，其中血管负责给手掌提供营养，神经负责大脑能熟练地控制关节和手指活动。而人们在使用手部的时候，一方面手腕关节长期密集、反复和过度活动，导致脉管损伤，管壁增厚；另一方面手部压力增大，造成里面的神经、血管受压，进而逐渐影响其功能，出现腕部肿胀、活动受限、关节无力、关节弹响、局部压痛等症状，如果长期置之不理，可能会导致神经受损、手掌发黑、肌肉坏死。

如何杜绝鼠标手，最重要的是经常活动手腕，防止关节僵硬，疏通血液，保持正确的办公姿势，键盘和鼠标的高度应该要和手臂自然下垂时肘关节的高度一样高，不要使用不舒服的手腕垫。

其次，手掌腕部有一个"阳池穴"，经常按一按，可以帮你将鼠标手拒之门外。阳池穴是手少阳三焦经的常用腧穴之一，阳，天部阳气也，池，屯物之器也，该部位是手部经络气血囤积之地，具有生发阳气、通经

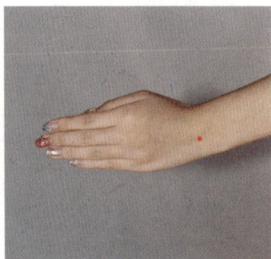

阳　池

阳池穴位于腕背横纹中，当指总伸肌腱的尺侧缘凹陷处。

活络、沟通表里的作用。

取穴要点：阳池穴位于腕背横纹中，当指总伸肌腱的尺侧缘凹陷处。取穴的时候手背朝上，手指微屈，在腕关节的横纹与无名指延伸线的交接点上，可触及一凹陷，用力按压有酸胀感，此处即为阳池穴。

按摩阳池穴的方法非常简单，找到阳池穴后，用拇指或中指螺纹面左右揉之。揉5～10分钟，大约300～600次。先以一只手的中指按压另一手的阳池穴，再换过来用另一只手的中指按压这只手上的阳池穴。按摩阳池穴时间要长，力度要缓，在预防鼠标手的同时，也顺便放松了疲惫的身体。

阳池穴和大陵穴是一对"好兄弟"

在中医中，许多穴位是两两相对、互相匹配的，而阳池穴和大陵穴就是这样的一对好兄弟。

取穴要点：大陵穴在腕掌横纹的中点处，当掌长肌腱与桡侧腕屈肌腱之间。取穴的时候弯曲手腕，在腕部会出现横纹，第2条完整横纹的中点，两肌腱之间便是此穴。

《针灸甲乙经》记载此穴主治"两手挛不收伸"。阳池穴和大陵穴，一个在腕前，一个在腕背，一前一后保护着腕关节。在按摩阳池穴之后，可以将手腕反过来，以同样的方法按摩大

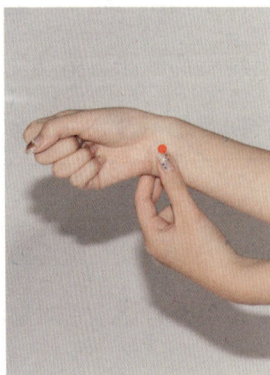

大　陵

大陵穴在腕掌横纹的中点处，当掌长肌腱与桡侧腕屈肌腱之间。

陵穴。如果一系列动作连贯起来，就可以形成一个"按摩操"。第一式：先全身放松，呼吸静坐1～2分钟，闭目养神；第二式：捏揉腕关节将健肢拇指指腹按在腕掌侧，其余四指放在背侧，适当对合用力捏揉腕关节1～2分钟；第三式：再合按大陵穴、阳池穴。整套动作可以疏通经络，滑利关节，帮你告别"鼠标手"。

只需一个穴位，就能缓解腰椎疼痛

久坐最伤腰

中医很早就有"五劳伤"的理论，即"久视伤血，久卧伤气，久坐伤肉，久立伤骨，久行伤筋"。这说明古人早就认识到久坐对身体健康是有害的。

对于现代办公室一族，久坐对身体伤害最大的就是腰部了。因为大家在工作繁忙的时候往往忘记及时调整身体姿势，这样长时间工作会使背部肌肉长期处于牵拉状态，极其容易引起腰背肌劳损，导致慢性腰痛，对于腰椎稳定性造成破坏，加大腰椎间盘突出症的发病可能。

加上很多年轻白领迫于竞争的压力，精神经常处于高度紧张状态，使机体的自主神经功能紊乱，影响腰椎的生理功能，使腰椎间盘处于高压状态，很容易出现腰椎退变、撕裂、椎间盘突出。

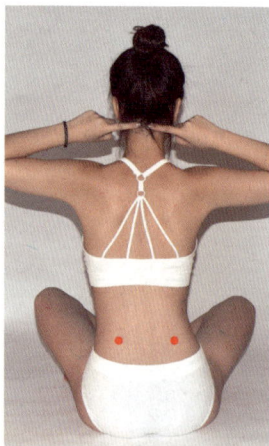

腰　眼

腰眼穴在人体位于
腰部第四腰椎棘突旁开
约3.5寸的凹陷处。

腰眼穴是身体的"护腰穴"

久坐不适，腰部疼痛的时候，很多人会不自觉地用双拳扣击腰部，这样就会感觉舒服，这是因为这里有一个特殊的穴位——腰眼穴。

取穴要点：腰眼穴在人体位于腰部第四腰椎棘突旁开约3.5寸的凹陷处。取穴时我们先找第4腰椎棘突这个水平线。双手叉腰的时候，摸到腰间的骨头髂嵴，髂嵴正好与人体的第4腰椎棘突相平。然后，从正中线开始量出一个手掌再多一点的距离，便是腰眼穴所在。

腰眼穴位于带脉之中，为肾脏所在部位。腰为肾之府，经常按摩腰眼穴能温煦肾阳，畅达气血，而且用掌搓腰眼和尾闾的部位，不仅可以疏通带脉和强壮腰脊，还能起到固精益肾和延年益寿的作用。俗话说"打蛇打七寸"，这个腰眼穴就是腰部的七寸，按摩此穴就可以起到四两拨千斤的效果。具体按摩的方法如下。

第一步：按揉腰眼。按摩时身体坐正，两手握拳自然背向后面，用拳眼紧按腰眼穴并用力旋转按揉，力度以感觉到酸胀为宜。每次可以揉5分钟。

第二步：擦摩腰部。两手掌根紧按腰部，用力上下擦动，动作要快速有力，直搓到发热为止。中医认为腰为肾之府，肾精充足，则腰脊有力，肾精不足，就会出现腰脊不举，摩擦腰部可以补益肾气。

第三步：拿捏腰部肌肉。用双手拇指和食指同时捏拿脊柱两侧的竖脊肌。从上向下分别捏拿、提放腰部肌肉，直至骶部。如此自上而下捏拿4次。

第四步：抖动腰部肌肉。用两手掌根部按压腰部，快速上下抖动15～20次。

第五步：叩击腰骶部。双手握空拳，以拳眼用力，有节奏地交替叩击腰骶部，注意要从腕部发力，力度轻一点，从上至下，反复叩击15～30次。

俗话说"人老腿先老"。人在20岁以后，腰椎间盘就已经开始出现退行性改变，所以我们一定要在年轻的时候就重视自己的腰部保健。

预防前列腺炎的首选穴位——中极穴

前列腺炎多半是坐出来的

前列腺炎是泌尿外科的常见病，症状表现为尿频、尿急、尿痛，往往是男性群体难以启齿的痛苦。大家有所不知，前列腺炎也是办公室的常见病之一，因为现代前列腺患者群中，有多半是"坐"出来的。

中医认为"流水不腐，户枢不蠹"，运动才能让身体气血运行通畅，不会使血管内的杂质沉淀，阴气堵塞。而随着脑力活动逐渐代替体力劳动，越来越多的人依靠电脑办公，认真工作起来时一坐就是一整天。

古代医家说"坐不动，气血不畅，损筋伤骨"，这样很容易引起骨盆和膀胱局部血液循环不通畅。而且研究表明，人体久坐时，人体上半身的重量全压在下半身，前列腺深受重压之苦，容易导致前列腺血液循环不好，代谢产物堆积，使得前列腺管阻塞，腺液排泄不畅，造成前列腺慢性充血，进而引发前列腺炎。

膀胱与前列腺炎的关系

前列腺炎的症状表现可用四个字概括，即"痛、胀、酸、急"。痛是因为经络不通；胀是因为气滞不舒；酸是因为气血不济；急是因为统摄不固。而这一切都与膀胱经络有密切的关系。

《素问·灵兰秘典论》中说"膀胱者，州都之官，津液藏焉"。州都的意思就是人体三焦的水液都在此处汇集。水液蓄积到膀胱之中，依靠自身的气化机制，进而开阖有度，正确管理人体排尿的时机。如果膀胱的气化作用正常，则排尿正常。如果膀胱气化不利，就会出现尿频、尿急、尿不尽等。

如果膀胱出现了问题，选择调理中极穴是非常合适的。中极穴是膀胱的募穴，"募"有

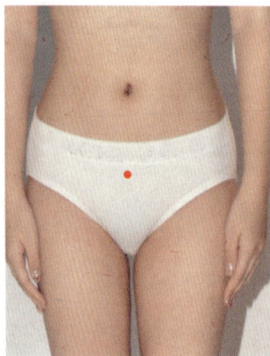

中 极

中极穴位于人体前正中线，脐下4寸处。

聚集、汇合之意。意为此穴是募集膀胱经气之地，位置十分重要。从现代西医的解剖角度看，中极穴的后方就是膀胱，后下方就是前列腺，所以这个穴位是治疗小便疾病最直接的穴位。中医上常用此穴治疗小便不利、遗尿不禁等泌尿系统疾病。

取穴要点：中极穴位于人体前正中线，脐下4寸处。取穴的时候身体平卧，先找到肚脐，然后往下划一条垂直线，以同身尺寸为准，往下约四根横指宽度的地方便是此穴。

按摩的时候可以不用拘泥于方法和次数，办公休息的间隙就多揉揉，每次10~15分钟，就能于无声处给予你保护。如果可以的话，大家还可以选择用灸法，用艾条每天睡前对这个穴位温灸15分钟，可以温经通络，显著改善尿频、尿急等泌尿系统方面的疾病。

前列腺炎虽然不是一种致命疾病，但却会影响正常的工作和生活，严重的还让夫妻间的性和谐大打折扣，所以不得不令男性朋友们重视，不能到头来"职场得意，情场失意"。

中极穴对女性一样有用

中极穴不只是男性的保健穴，对于女性朋友来说一样非常有用，它对于缓解痛经非常有效。

女性痛经的时候会不由自主地以手捂下腹部，而这在无意中就刺激了中极穴。按摩的时候用拇指顶在中极穴的位置，顺时针、逆时针各按摩50次，随时都可以按摩，几次下来即可减轻或消除痛经。

因为人体经络是遇寒则痛，痛经其实也是寒邪作祟。疼痛难忍的时候，可以将手掌心搓热之后，用掌心在中极穴上按揉，直至觉得疼痛缓解后为止。经常痛经的女性朋友可以将此穴收藏起来，作为对付痛经的秘密武器。

腰背疼痛委中求

腰背的问题，都归委中穴管

中医上有"腰背委中求"的说法，意思是凡是腰背部病症都可取委中穴进行治疗。中医经络学说上有"经脉所过，主治所及"之说，意思就是经脉所经过的部位，都是它能治疗的部位。

取穴要点：委中穴位于人体的腘横纹中点，当股二头肌腱与半腱肌肌腱的中间，也就是膝盖正后方，腘窝内正中央，以手触摸能感觉到两根大筋，在两筋之间即是本穴。

委中穴是膀胱经上的一个重要穴位，而膀胱经主要经过人体的腰部和背部，具有舒筋通络、散瘀活血、清热解毒的作用，所以主治腰背部疼痛或疲劳。

从解剖学来看，委中穴处分布有股后皮神经、胫神经等，现代研究显示，刺激本穴，针感通过感受器及传入神经，可以刺激内啡肽的释放，从而提高痛阈和耐痛阈，有较好的镇痛作用。

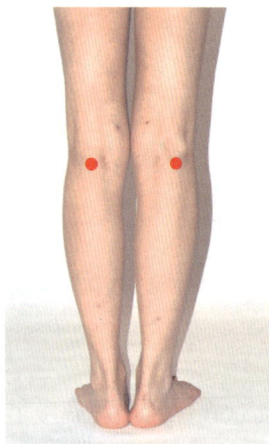

委　中

委中穴位于人体的腘横纹中点，当股二头肌腱与半腱肌肌腱的中间，也就是膝盖正后方，腘窝内正中央，以手触摸能感觉到两根大筋，在两筋之间。

上班久坐一族经常会出现腰酸背痛，这是因为久坐时腰背部僵直不动，膀胱经络拘谨，所以才会出现疼痛，这个时候就可以找腰背的"大总管"——委中穴帮忙。

委中穴的按摩方法

按摩委中穴主要有三种方式：其一是按压法，以双手拇指指腹按压委中穴，一按一松，连续20次，以感到酸痛为宜；其二是叩击法，手握空拳，用拳背有节奏地叩击委中穴20~40次；其三是按揉法，双手拇指指端置于委中穴上，分别呈顺时针和逆时针方向各按摩20次。

由于膀胱经在下午3~5时经气最盛，所以在这个时间段刺激委中穴效果最好。这几个动作每天有时间时都可以操作，不用拘泥于具体次数。按摩的时候可以在委中穴处涂抹一点刮痧油或者是药酒，这样不仅可以缓解腰背疼痛，还能有效治疗久坐导致的腿部静脉曲张。

别把腰背疼痛不当回事儿

很多上班族并不把腰背疼痛当回事儿，觉得它不同于感冒、发烧、拉肚子这些能直接给身体脏腑带来危害。其实，腰背部疼痛要比其他疾病更折磨人。腰背疼痛是一种慢性病，当你感觉到疼痛的时候，说明这个问题已经发生很长时间了。

人体筋骨劳损性的疾病都是退行性病变，就如弹簧，压迫的时间久了，再想恢复当初的弹性就不可能了，所以许多腰背部疼痛很难在短时间内根治，而且即使暂时治愈，复发率也相当高。致使许多人因为不断遭受持续或间歇性发作的腰背部疼痛而十分痛苦，从而影响了工作和生活，降低了生活质量，严重者甚至丧失劳动能力。

所以，办公室的工作环境虽然能够为你遮风挡雨，抵御住外邪，但一定要注意那些起于萧墙的灾祸，保护好自己的腰背，经常按摩一下自己的委中穴。

膝盖止疼穴——犊鼻

站出来的膝关节病

除了像颈椎、腰椎、肩颈疼痛等这些"坐"出来的职业病，还有一部分职业病是"站"出来的，比如说膝关节疼痛。

人体的膝关节就像是机械活动的齿轮，不经常转动就会生锈，如果长时间站立并保持同一个动作，关节软骨边缘会出现骨质增生，滑液分泌异常，关节变得僵硬而不灵活。

膝关节在人体中是负重量最大的关节，需要支撑整个上半身的重量。人体的膝关节是由软组织相连的，可以增强与之相连的肌肉的力量，并起到润滑的作用。如此我们才可以弹跳、奔跑而不会觉得疼痛。而一些比如理发师、推拿师以及流水线上的工种，这些需要站立才能完成的工作，膝关节长时间遭受重力压迫，便会引起关节间的软组织受损，软骨内水分含量下降，关节软骨缺乏弹性，进而出现膝盖疼痛。

找到犊鼻穴，如同牵住牛鼻子

中医上有句话叫"关节积水犊鼻求"，意思是犊鼻穴最善于治疗膝盖病，缓解膝盖疼痛。犊鼻穴属足阳明胃经的穴位，具有疏风散寒、通经活络、理气消肿止痛的作用。

取穴要点：犊鼻穴位于下肢膝盖处，取穴的时候身体屈膝，在膝部髌骨与髌韧带外侧有一个凹陷，像是浅坑，坑内即是犊鼻穴。

汉语中有个成语叫"舐犊之情"，犊就是小牛的意思，而"犊鼻"的本意就是牛的鼻子。我们形容处理问题抓住了重点，会说是"牵住了牛鼻子"，而犊鼻穴就是膝关节疾病的"牛鼻子"。《黄帝内经》论述其功效，十分简洁地指出："刺犊鼻者，屈不能伸。"

很多人站久了就感觉两个膝盖特别难受，不舒服，站起来活动一会儿就好了，在活动时你可以配合点按一下犊鼻穴就会改善更多。具体按摩时间可以选在晚上睡觉前进行，接一盆热水泡脚，边泡脚边用双手食指和中指点揉犊鼻穴，力度以感觉到酸痛感为宜，频率可快可慢，坚持按摩5~10分钟。然后用一只脚的足跟压在另一只脚趾缝稍后处，然后将脚跟向前推至趾尖处再向回搓。力度是回拉轻，前推重，以不搓伤皮肤为宜。每个趾缝搓50~80次，双脚交替进行，速度为每分钟90~120次，每晚进行一遍。

中医认为五脏与脚趾关系密切，肺、大肠属金，对应着属金的大趾；脾、胃属土，对应着属

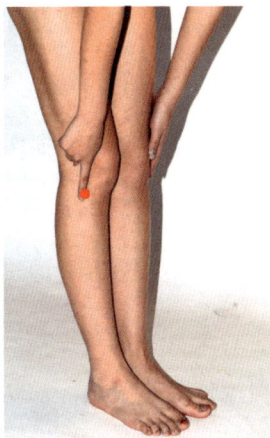

犊　鼻

犊鼻穴位于膝部髌骨与髌韧带外侧有一个凹陷，像是浅坑，坑内即是犊鼻穴。

土的二趾；心、小肠属火，对应着属火的三趾；肝胆相照皆属于木，因此对应着属木的四趾；肾脏对应属水的五趾。这样不仅能按摩到犊鼻穴，缓解了白天对膝盖的损伤，还可以按摩五脏，可谓是一举两得。

膝盖虽然不是身体中最常受伤的部位，但却是最较弱的地方。膝盖怕冷，寒气最容易通过这个"小牛鼻子"进入体内。尤其是老年人年纪大了，本身膝盖就很脆弱，因此遇上天寒地冷的时节，很容易出现老寒腿和风湿性膝关节病。而犊鼻穴就是膝关节的"牛鼻子"，用好了它，就能化小力气解决大问题。

人老腿先衰，环跳穴帮你护好腿

树老根先枯，人老腿先衰

俗话说："树老根先枯，人老腿先衰。"中医认为人的腿部保健对全身健康非常重要。在经络学说中，人体的足三阴经和足三阳经分别起始和终止于脚部，而腿部就是这些经络的主干道。

《灵枢·海论》说："夫十二经脉者，内属于腑脏，外络于肢节。"人体的五脏六腑、四肢百骸、五官九窍、皮肉筋骨等组织器官，之所以能保持相对的协调与统一，完成正常的生理活动，是依靠经络系统的联络沟通而实现的。经络具有联系脏腑、沟通内外、运行气血、营养全身的作用。你们说，人体的腿部重要不重要？

人一旦上了年纪，腿脚就显得不灵便。若放在以前，腿出现问题，那都是因为干苦力累的，而现在都是因为活动的太少了。比如我们上班族，出门有汽车，上楼靠电梯，在办公室一坐就是一整天，很少有活动的机会，这样双腿经络得不到舒展，得不到锻炼，就像温室里的花儿，虽然开得很艳，但不经岁月摧残，枯萎得很快。

想保护好腿，就按摩环跳穴

人体的骨头、关节就像是机器里的零件，如果长时间不用就会生锈、迟钝。但是办公室的人群可谓是有苦难言，谁不想拥有健康的身体，可是面对繁重的工作，又不得不埋头加班。如果大家活动的机会实在很少，可以通过按摩穴位来养护双腿。

环跳穴是足少阳胆经的经穴，"环"为圆形、环曲；"跳"即跳跃，意思指此穴内阳气健盛，循环不断，气血激荡跳跃。环跳穴是身体上的护腿穴，所以按摩环跳穴可以激发经气，调整气血，使局部经络疏通。《针灸甲乙经》记载："腰胁相引痛急，髀筋瘈疭，胻痛不可屈伸，痹不仁，环跳主之。"简单来说，就是环跳穴主治"腿脚不利索"。

取穴要点：环跳穴位于股外侧部，侧卧屈股，当股骨大转子（股骨颈与股骨体连接处上外

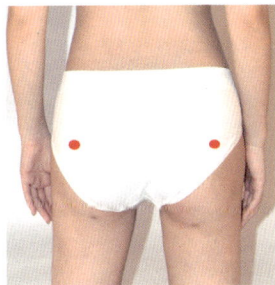

环 跳

环跳穴位于股外侧部，侧卧屈股，当股骨大转子最凸点与骶骨裂孔的连线的外1/3与中1/3交点处。

侧的方形隆起的地方）最凸点与骶骨裂孔的连线的外1/3与中1/3交点处。取穴的时候先用手触到股骨大转子最高点后，向肛门方向斜上约一横指的位置即为该穴。

按摩环跳穴的方法也非常简单，两手握拳，手心向内，两拳同时捶打两侧环跳各50下或者两手抱两膝搂怀后再伸直，以此反复，一伸一屈共做50下。

因为腿部衰老是一个慢性的过程，这个方法虽然简单，但是一定要长期坚持，只有这样才能真正起到效果。

本来大家坐办公室，活动的机会就少，索性就将按摩环跳穴作为自己活动锻炼的途径，每工作一段时间，就站起来用双手刺激下环跳穴，扭扭腰，甩甩腿，让腿部瘀阻的气血，重新振奋起来，这样虽然足不出户，但也能起到养腿、护腿的效果。

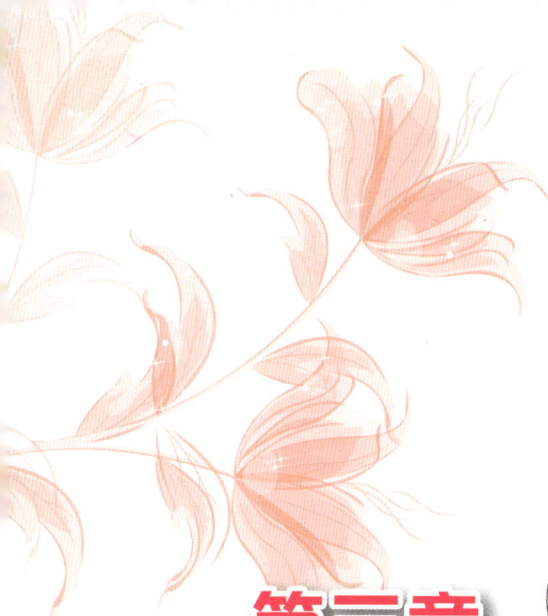

第三章

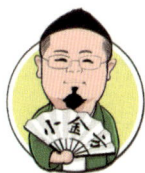

身体是移动的急救药箱

　　每一个不曾起舞的日子，都是
对生命的辜负！动动手，拥有棒棒
的身体！

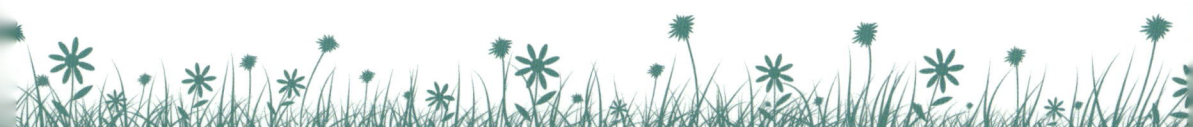

极泉穴，功同速效救心丸

极泉穴——心脏的保护神

治疗心绞痛有一个常用药，叫速效救心丸，能通气活血，祛瘀止痛，增加冠脉血流量，缓解心绞痛的作用。一般有心脏病的患者，都会随身携带它，关键的时候可以救命。

但是人总归有忘记的时候，如果心绞痛发作的时候，身边没有速效救心丸怎么办？如果特别严重的话，肯定是要打"120"急救。如果不严重的话，身体上有一个穴位，功同速效救心丸，它便是极泉穴。

取穴要点：极泉穴位于腋窝顶点，腋动脉搏动处。取穴的时候手臂曲肘，手掌按于后脑勺上，然后另一只手触摸腋窝，用力摸的话可以摸到腋动脉，在腋动脉中间的区域便是此穴。

中医认为心主血脉，心气有推动和调节血脉循行于脉中、周流全身的作用，进而营养和滋润

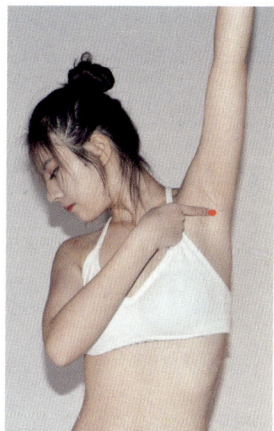

极　泉

极泉穴位于腋窝顶点，腋动脉搏动处。

五脏六腑、四肢百骸。而心绞痛就是因为心经脉络出现堵塞的现象。

极泉穴是手少阴心经的主要穴位之一，刺激极泉穴，可以宽胸理气，通经活络，有效缓解心痛、胸闷等症状。《针灸铜人》记载此穴"治心痛干呕，四肢不收"。

弹拨极泉——心脏病的急救法

当出现心悸、心慌的时候，有一个按摩方法可以起到急救的作用，便是弹拨极泉穴。所谓的"弹"，就是操作者一手托起被治者左侧上肢，使其腋窝暴露，另一只手以手食和中指并拢，伸入腋窝内，用力弹拨位于腋窝顶点的极泉穴。操作的时候最好在食指、中指和穴位之间隔一层布，一方面可减少患者的刺痒，另一方面也会增加食指与穴位处皮肤的摩擦，便于操作。注意弹拨时手指要用力向内勾按，弹拨的速度不要过急，频率为一分钟80次左右即可。操作时间以直到被治者的不适症状得到改善为止。

极泉穴的位置是腋神经、腋动脉、腋静脉集合成束的地方，所以弹拨时手指下会有条索感，被治者会有明显的酸麻感，并向肩部、上肢放散，这是正常现象，不用担心。

心脏病是一种猝死率很高的疾病，在发作的情况下如果没有及时用药或者采取干预措施，患者很可能会丧命。而弹拨极泉就是针对心绞痛的急救法，若熟练掌握，关键时刻能救别人的性命。

极泉穴作用这么神奇，如果用在平时，就可以作为心脏的保健穴。《黄帝内经》认为心经是君主之官，君主之官有个特性，就是君主不受邪。而心包的位置其实就像是君主的警卫，平常是代心受过。利用好心包经上的极泉穴，其实就是保护心脏。按摩方法是用双手手指指腹端按压此穴，每次2分钟左右，每日2次，力度适中即可。

关键时刻能救命的人中穴

晕倒的时候为什么要掐人中

当有人晕倒的时候，掐人中似乎成为了中国人的一个急救常识。那这样一个方法到底有没有效果呢？答案是肯定的，要不然老祖宗们也不会用上这么长时间。

取穴要点：人中穴位于人体鼻唇沟的中点，即上嘴唇沟的上1/3与下2/3交界处。

人中穴又叫水沟穴，为急救昏厥要穴，被用来抢救一些急症有着两千多年的历史，开始时人中穴常被用于小儿惊风、中暑、中风等紧急状况的抢救，后来被广泛应用于包括中风、低血压、婴儿惊厥等昏迷现象的抢救。

现代医学经过大量的统计已经证实，人中穴在抢救各种出现昏迷的急症时特别有效。当我们刺激人中穴的时候可以升高血压，保证机体在危急情况下各个重要脏器的血液供应，维持生命活

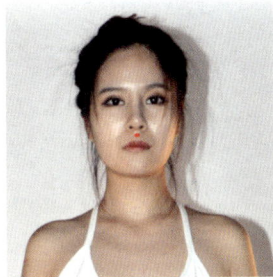

人　中

人中穴位于人体鼻唇沟的中点，即上嘴唇沟的上1/3与下2/3交界处。

力。节律性、连续弱性或强性刺激人中穴，都能使动脉血压升高。

另外，刺激人中穴还可影响人的呼吸活动，有利于节律性呼吸活动的进行。而血液和呼吸都是人体生存的必备调节，所以人中穴是人体的急救穴，在古代缺医少药的情况下，实为救命之法宝。

掐人中要掌握方法

掐人中不是随便掐，而是要掌握一定的方法。在急救时，掐人中的操作者最好是男性，因为男性的指甲一般都比较短，不会对被施救者的皮肤造成损害。其次，男性比较有力，就像西医的心肺复苏一样，当急救的时候，掐人中看似简单的操作其实非常耗费体力。最后，掐人中的时候其实不是用指甲掐，而是用大拇指指端按压。正确的操作姿势是用大拇指指端放在人中穴上，其他四指放在下颌处就是下巴磕下面，然后拇指从中间往上顶推，行强刺激。这个过程可以不断活动大拇指，而不是一直放在穴位上不动。时间控制在每分钟20～40次，当然如果一刺激就苏醒，也就不需要再掐了。

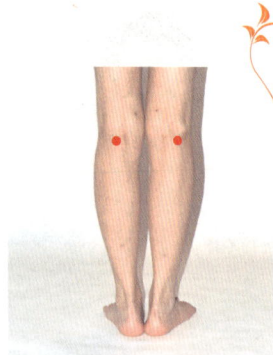

委中

委中穴位于人体的腘横纹中点，就是膝盖正后方，腘窝内正中央。

常用的急救搭配

中暑是夏日容易引起昏迷的主要原因。如果是中暑昏迷，可以人中穴配委中穴和尺泽穴进行急救。

取穴要点：委中穴位于人体的腘横纹中点，当股二头肌腱与半腱肌腱的中间，也就是膝盖正后方，腘窝内正中央。尺泽穴位于肘横纹中，肱二头肌腱桡侧凹陷处。取穴的时候身体正坐，仰掌并微曲肘，在肘窝横纹中央有根粗腱，腱的外侧即是此穴。

这两个穴位一个清热，一个泻火，而中暑就是因为热邪伤络，所以配合人中穴，可以有效抢救中暑晕倒之人。

夏季时候很多人下河游泳，这个时候往往就会发生溺水的悲剧。如果是溺水窒息，可以用内关穴加会阴穴。

取穴要点：内关穴位于前臂掌侧，腕横纹上2横指，掌长肌腱与桡侧腕屈肌腱之间。会阴穴位于人体肛门和生殖器的中间凹陷处。

癫狂是一种精神失常疾病，也可以引起人的昏迷。如果是因精神原因而引起的昏迷亦可配合按摩内关穴。中医理论认为脑属于心，心主神明，癫狂昏迷是因为神明内扰，内关穴是手厥阴心包经的常用腧穴之一，此穴主治失眠、癫痫等神志病症，刺激此穴可以醒神开窍，有急救之功。

会阴穴是人体任脉上的要穴，具有醒神镇惊、促进阴阳气的交接与循环的作用，古人认为此穴可以令人起死回生。

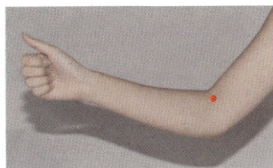

尺 泽

尺泽穴位于肘横纹中，肱二头肌腱桡侧凹陷处。

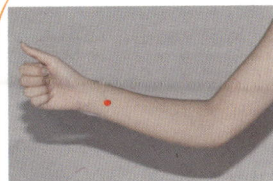

内 关

内关穴位于前臂掌侧，腕横纹上2横指，掌长肌腱与桡侧腕屈肌腱之间。

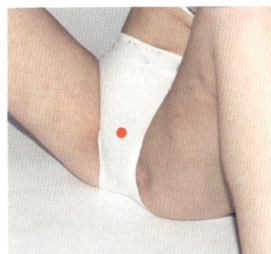

会 阴

会阴穴位于人体肛门和生殖器的中间凹陷处。

血压飚升，就按百会

提起高血压，大家一点也不陌生。高血压已经是生活中很常见的慢性病之一了，也是现代人健康的主要杀手之一，现在因为高血压而坚持服用降压药的人不在少数。据全国卫生部门统计资料显示，我国现有高血压病患者已超过1亿人，每年新增300万人以上。

人体血管的张力是一定的，就像是橡皮筋，耐受张力就那么大，如果血管内的压力超过耐受度，血管壁就会被撑破，这样就会引起中风或者是猝死。

当人体出现头晕、头痛、眼花、耳鸣、失眠的症状时，就说明血压在不断飚升。飚车危险，飚血压更加危险，血压升高的时候必须把血压稳定下来，不然就会发生"车毁人亡"的悲剧。

百会穴是人体的"降压穴"

血压飚升的时候，最有效的方法当然是服用降压药。但是如果恰巧身边没有降压药怎么办呢？别担心，身体上就有一个"降压穴"，那就是百会穴。

高血压是西医的称谓，中医从症状上辨证，认为高血压所引起的症状如头痛、头晕都是因为经络不通，阳气不振，无力推动血液运行所致。在中医理论中，心主血脉，血又靠心气推动流经全身，如果心阳不振，则推举无力，心血就不能上济于脑，人体就会通过加压的方式，向头部供血，造成高血压。

百会是百脉朝会之处，《会元针灸学》曾记载："百会者，五脏六腑奇经三阳百脉之所会，故名百会。""百"形容多，"会"即交会，百会意指多条经脉会聚之处。头为诸阳之会，百脉之宗，而百会穴位居颠顶正中，为各经脉气会聚之处，因此可以调节全身经脉，振奋一身阳气，有开窍醒脑、回阳固脱的功效。

取穴要点：百会穴在人体头部，后发际正中上7寸，当两耳尖直上，头顶正中。取穴的时候以拇指插进耳洞中两手的中指朝头顶伸直，然后像环抱头顶似的用两手手指按住头部，此时两手中指尖相触之处就是百会穴。

刺激百会可使任督二脉通畅，气血迅速被调动起来，头部供血更加充足，动脉向上供血的压力减小，血压自然就降下来了。

百会穴的具体按摩方法

百会穴对于老百姓来讲，定位简单，容易找到，但是怎样才能取得很好的疗效呢？具体方法包括点按法、点揉法和叩击法。

点按法是用拇指指端按压在百会穴上，由轻

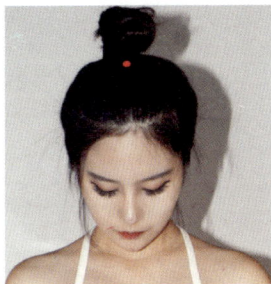

百　会

百会穴在人体头部，后发际正中上7寸，当两耳尖直上，头顶正中。

到重，用力深压，直至高血压的症状表现消失，即可以停止；点揉法是以拇指或中指指腹或指间关节附于百会穴上，先由轻渐重地按3～5下，然后再分别向左、向右各旋转揉动5～10分钟；叩击法以一手握空心拳轻轻叩击百会穴，一般叩20次左右。

按摩百会穴除了用于平常应急，还可以作为平常的养生保健，高血压病人生活中就可以按照以上的方法按摩百会穴，如果不想定穴，用梳子勤梳头也行。中医有"离穴不离经"，只要顺着头部的经络刺激，自然就可以刺激到百会穴。唐代孙思邈总结的养生箴言便是"发常梳，齿常叩"，经常按摩头皮促进血液循环，可以令人神清气爽，血压自然就不会再升高了。

内关穴是随身携带的"晕车药"

晕车是因为气虚

不少人都有晕车的经历，晕车的时候恶心，呕吐，出汗，感觉五脏六腑都被翻腾了一遍，十分难受。最重要的是它影响了旅途的心情，让我们无法顾及欣赏车窗外的风景。

为什么同样的条件下，有的人晕车，而有的人不会晕车呢？或者是同样的一个人，为什么小的时候晕车，而长大了就不再晕车呢？究其原因，是因为人体"气"对脏腑统摄能力的强弱。

人的身体内充满着大量的津液，这些津液平常的时候就靠体内的"气"固摄着。而旅途过程中，人体就像是列车上装了一半水的瓶子，旅途颠簸的时候，瓶子里的水就会摇晃。不过，如果人体气足、气顺，固摄能力强，水晃荡的程度就轻微。如果人体气虚、气不顺，固摄能力差，水晃荡的程度就剧烈，甚至会洒出来，于是便出现了呕吐现象。这便是同样环境下，有的人晕车而有的人不晕车的缘故。晕车其实是人体虚弱的表现。

用内关穴代替晕车药

对于经常晕车的人来说，出行必不可少的就是晕车药。但是俗话说"是药三分毒"，晕车药可不能经常吃。

晕车药大多属于镇静止吐药，含有刺激神经的成分，其不良反应常见的有气急、胸闷、咳嗽、肌张力障碍等。而且大量服用晕车药，会导致对药物产生一定的依赖性，甚至是药物成瘾的情况，出现抗药性。

晕车药吃了有副作用，不吃又寸步难行，怎么办？其实人体上的内关穴就是移动的晕车药。

内关穴是手厥阴心包经的常用腧穴之一，心主血脉，主神明，此穴具有宁心安神、理气止痛等作用。人晕车的时候按压内关穴可以起

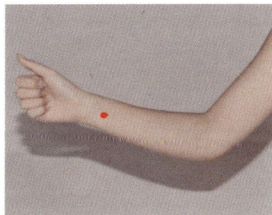

内　关

内关穴位于前臂掌侧，当曲泽与大陵的连线上，腕横纹上2寸，掌长肌腱与桡侧腕屈肌腱之间。

到一个很好的缓解晕车症状的作用。

取穴要点：内关穴位于前臂掌侧，当曲泽与大陵的连线上，腕横纹上2寸，掌长肌腱与桡侧腕屈肌腱之间。取穴的时候我们可以攥一下拳头，这时腕横纹处会有两条大筋，两筋之间，腕横纹向上约四横指处即为此穴。

内关穴的按摩方法很简单，用一只手握紧另一只被按摩手臂的下端，使这只手的大拇指垂直按在内关穴上，用指尖有节奏地进行按压，按摩以产生酸、麻、胀的感觉为最好。具体手法分为按和掐两种，如果是旅途尚未开始之前，我们可以用拇指指端按揉内关穴，两个手腕各坚持按揉20分钟之后，提前做好预防，这是比较轻柔的按摩方法。如果是晕车已经发生，那按揉这种刺激就显得轻微了，此时可以用掐的手法进行强刺激，用大拇指和食指掐按内关穴，直至觉得不适症状消失为止。

对于经常晕车的朋友，如果能记准这个穴位，那就再也不用为坐车而发愁了。像晕车的时候常常会有恶心、呕吐、心慌等症状，都属于内关穴的适应证。

降逆止呕，非膻中穴莫属

胃以降为顺，不降反升则呃逆呕吐

在中医藏象理论中，胃属于六腑之一。腑就是中通的器官，就像是袋子一样，作用是"受盛"和"传导"，把胃中初步消化的食糜传到大肠。

大肠在胃之下，胃传导功能的正常得益于胃气往下推动，所以中医上说"胃气以降为顺"。若胃气不降，反而上逆，就会带动胃腑里的气和食物涌到上部，产生胃脘胀满、嗳气、呃逆、呕吐等症。

生活中打嗝、呕吐、食物上泛等症状，实质上都是因为胃失和降，不降反升，带动胃部的食物残渣往上走。

膻中穴是身体上的止呕穴

在武侠小说中，膻中穴是经常出现的穴位，看到最多的情节就是某高手一挥手点了对手的膻中穴，对方轻者动弹不得，重者立即毙命。虽然这只是小说家的臆想，但膻中穴的确是人体保健的要穴。

中医认为胸为气海，是身体内的元气和吸入自然界清气最终汇聚的地方。而膻中穴位于胸中央，如同气海的枢纽。《黄帝内经》认为"气会膻中"，也就是说膻中可调节人体全身的气机。

在经络学说中，膻中是任脉、足太阴脾经、足少阴肾经、手太阳小肠

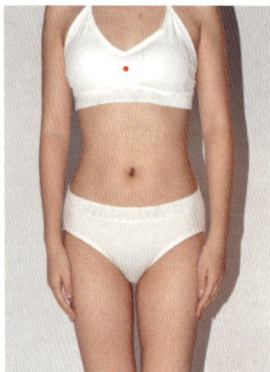

膻 中

膻中穴在胸部前正中线上，平第4肋间，两乳头连线之中点。

经、手少阳经三焦经的交会穴，也是宗气聚会之处。刺激该穴可以宽胸理气，活血通络，让紊乱的气机重新归于正常。

而生活中肠胃不适，恶心、胀气、呕吐、打嗝就是因为胃气紊乱，该降的时候没有降。通过膻中穴的按摩，让胃气回归正常，气往下走，那么呃逆、呕吐的症状自然就消失了。

取穴要点：膻中穴在胸部前正中线上，平第4肋间，两乳头连线之中点。取穴的时候患者可采用正坐或仰卧的姿势，两乳头相连画一条直线，中点位置即是膻中穴。

膻中穴的按摩方法

膻中穴的按摩方法有以下四种。

其一是指揉法：操作者以一手拇指或中指螺纹面着力，定在膻中穴上，其余四指轻扶体表或握空拳，腕关节轻轻摆动或做小幅度环旋转动，使着力部分带动该处的皮下组织做反复不间断的、有节律的轻柔缓和的回旋揉动。按先顺时针、后逆时针方向各按揉20次，反复10遍左右。

其二是掌振法：操作者用右手小鱼际部着力，紧紧按压于膻中穴处，以手腕做高频率屈伸式的摆动为主，带动小鱼际做快速而有节律的振颤动作1～2分钟。操作时要求小鱼际着力部分要紧压膻中穴处，不能产生滑动，以免影响疗效。

其三是指摩法：操作者用右手食指、中指、无名指、小指并拢，并指面着力附着于膻中穴上，以腕关节稍悬屈做主动的环转运动，连同前臂和着力部分有节律地做顺时针或逆时针方向的环形抚摩运动，次数在20次左右。

其四是指刮法：双手置于胸前，用双拇指螺纹面桡侧着力，对称地分置患者胸骨两侧，紧贴皮肤，自内上向外下沿肋间隙呈斜形做单方向快速推刮，做50次左右。刮的时候可以在手指上涂擦适量按摩乳、凡士林、松节油等，方便润滑，以皮下出现一道道紫红色的瘀斑为度。

以上四个按摩方法，大家可以自己操作，也可以让家人协助操作，当出现呃逆呕吐的情况时可以运用。

另外膻中穴对心脏还具有很好的保健功效。如心脏不适时，出现呼吸困难、心跳加快、头晕目眩等，此时按照以上方法选一个顺手按按，可以提高心脏工作能力，使症状快速缓解。

"内庭"泻胃火

胃火是怎样形成的

生活中，总有人说自己"胃火大"。胃是"受盛之官"，人体所吃的食物都要进入胃部进行腐化。所以，有人就将胃形容成一个发酵池，发酵池会形成沼气，沼气积的多了就会形成内热，也就是中医上所说的"胃热"。

火的特性是向上走的，胃火炽盛，可循着足阳明胃经上炎，表现为牙龈肿痛、口臭、流鼻血、烦渴等症。这个道理其实很好理解，很多情况下我们当天吃一顿火锅，等到第二天可能就出现牙龈肿痛，或者是口舌症状，这就是因为那些麻辣的食物经过一晚上的发酵形成胃火，第二天就烧到了口腔。

内庭穴是身体的"下火穴"

现实生活中，有火灾就拨打119。那如果身体里的胃部发生了"火灾"该怎么办呢，答案是找内庭穴，内庭穴是清胃火的消防员。

内庭穴位于足阳明胃经上，为胃气行经的部位，经常按摩这个穴位，经脉之气就会慢慢变大，不仅能降火，而且能治疗口臭、便秘、咽喉肿痛等湿热引发的疾病，所以内庭穴又被喻为热证和上火的克星。

取穴要点：内庭穴在足背当第2、3跖骨结合部前方凹陷处。取穴的时候身体正坐垂足或仰卧位，在第2跖趾关节前方，2、3趾缝间的纹头处取穴。

具体按摩方法是用双手大拇指或食指指端分别按压在双足内庭穴上。双手指端同时用力，有

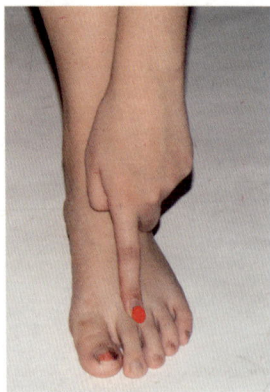

内 庭

内庭穴在足背当第2、3跖骨结合部前方凹陷处。

节奏地点揉按摩，揉动频率为每分钟120～160次，力度以感觉到酸胀感为宜，坚持按1～2分钟，每天早晚分别按1次。

点揉内庭穴的时候，动作要灵活，力度应当稍微大些，要带动皮肤一起按摩，而不是只在表面摩擦，因为穴位在皮下组织里面，手法太轻的话就无法刺激到它。如果觉得手指按着比较费力，可以拿一个小的圆钝头的东西，比如笔头来代替，这样会刺激得比较到位一些。

此外，胃火盛的时候有部分人特别就爱流鼻血，流鼻血的时候也可以通过按压内廷穴来快速止血，具体方法是头部上扬，身体蜷曲，以拇指重力按压内廷穴，并小范围揉动，揉动的过程不要松力。

胃火大的人一般是热盛体质，除了内庭穴这种江湖救急的办法，最重要的是从日常抓起，改变饮食习惯，多吃清凉甘润的食物，比如南瓜、西瓜、荸荠、芹菜、萝卜等，对辣椒、狗肉、羊肉、姜、葱、蒜等热性的食物忌口。这样胃才会无生火之源，从根本上解决问题。

小腿抽筋，快按大敦

小腿抽筋，从肝论治

想必很多人都有小腿抽筋的经历，特别是在晚上的时候，一阵抽搐痉挛的刺痛让人猛然惊醒，疼痛难忍，常常要持续几分钟才稍微好转，严重影响睡眠，即便到了第二天，疼痛也一直伴随着，让人无法随心所欲地走路、跳跃。

腿抽筋的学名叫肌肉痉挛，是一种肌肉自发的强制性收缩。提起腿抽筋，很多人都会觉得是因为缺钙，缺钙当然是引起腿抽筋的原因之一，但并不是根本原因。

中医认为"肝主筋"，人体筋骨依靠肝血、肝阳滋养，肝血或肝阳不足，肝经失养就会导致筋骨拘挛。比如说受风、受凉、脾失健运所致的气血亏虚，都会导致小腿抽筋，而西医所认为的缺钙，只是中医中肝经失去养分的一种形式。

所以，治疗小腿抽筋就需要从肝论治，以柔筋缓急，活血通络为治疗原则，在平常要多吃一点养肝柔肝的食物，注重在平时就对肝经进行养护，免得到了晚上筋骨拘挛。

大敦穴能快速缓解小腿抽筋

如果出现了小腿抽筋怎么办呢？其实，脚上有一个能快速缓解痉挛疼痛的穴位——大敦穴。

大敦穴是肝经的井穴，所谓"井穴"就是源头的意思，寓意此穴为肝经气血升发的起始处，对于调理肝经气血有重要作用。抽筋的时候按压此穴可以振奋肝经气血，从而调理肝肾，息风止痉。

取穴要点：大敦穴位于大脚趾，靠第二趾一

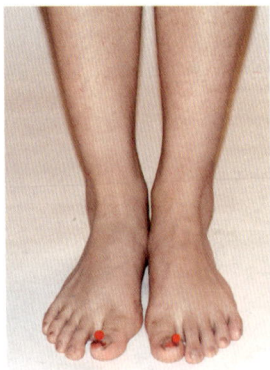

大　敦

大敦穴位于大脚趾，靠第二趾一侧，指甲根部边缘约2毫米处。

侧，指甲根部边缘约2毫米处。取穴时可采用正坐或仰卧的姿势。

具体的按摩方法是在抽筋的时候用抽筋小腿对侧的手，握住抽筋腿的大脚趾，用力向上拉，同时另一只手握住脚底，腾出大拇指用力地点揉大敦穴，直至抽筋症状消失为止。这样就能很快止痉止痛。

肝主筋，主藏血。小腿抽筋就提示肝藏血不足，筋失去了养分。《黄帝内经》上说："肝苦急，急食甘以缓之。"苦急的意思就是肝遭遇危难，比如我们所遇到的抽筋，此时就需要食用甘温的食物以缓和调养。因为甘温的食物多具有滋补肝肾的效果，比如说鸡肝、当归、黑芝麻、黑豆、红枣、鸭血、黑木耳、羊肉等。所以，如果出现了抽筋，第二天要记得吃这些食物，赶紧给肝补补，而不是一味地吃钙片。

劳宫穴解心慌胸闷

心脉不通则心慌胸闷

《黄帝内经》中说："心痹者，脉不通，烦则心下鼓，暴上气而喘，嗌干善噫，厥气上则恐。"意思是说心痹的人，血脉不通，容易心烦、气喘、咽喉干燥。中医所说的心痹就是现在我们经常所说的心悸。心悸发作的时候会心慌不安，有阵发性的心跳剧烈，或者是胸闷气短，神疲乏力，头晕喘促，甚至出现晕厥。

根据《黄帝内经》所描述的，人之所以会出现心慌胸闷的症状，是因为心经血脉麻痹不通。心为君主之官，主血脉，藏神明，"脉痹不已，复感于邪，内舍于心"，血脉不通则心之气血阴阳不足，如果再感受外邪，就出现心病，表现为心慌、胸闷等各种各样的心脏不适。

劳宫穴是心脏休息的宫殿

劳宫穴是手厥阴心包经的荥穴，所谓荥，即流水，意思是脉气至此渐大，犹如泉水已汇聚成河流。心包是心的外围，起着"代主受过"的作用，按摩的时候刺激心包经其实就是作用于心脏。所以劳宫穴自古以来就是治疗心痛、心悸、心绞痛等心病方面的要穴。

人工作了一天，最想做的事就是回家好好休息。心脏也是这样，日日夜夜不停地运送血液，时间久了也会疲劳，这时候就应该让它好好休息。有人将劳宫穴称作心脏休息的宫殿，按摩劳宫穴就可以起到让心脏休息的效果。

取穴要点：劳宫穴位于手掌心，当第2、3掌骨之间偏于第3掌骨处。取穴的时候，握拳屈指，中指指尖所触及的地方就是劳宫穴。

按摩的时候可采用按压法，以一手大拇指按压另一只手的劳宫穴，左右手交叉进行，每穴各操作10分钟，每天2～3次，操作可不受时间、地

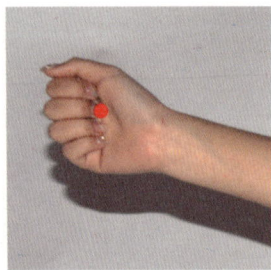

劳 宫

劳宫穴位于手掌心，当第2、3掌骨之间偏于第3掌骨处。

点限制。如果觉得用拇指按压比较费力，也可借助小木棒、笔套、筷子等钝性的物体进行操作。

心包经的工作时辰是戌时，也就是晚上7~9点，这个时间，人们都结束了一天的工作，坐在电视前舒舒服服地休息。借助这个时段，我们也可以让心脏好好地放松一下，按摩一下劳宫穴。

除了劳宫穴，手掌握拳时小指指尖所触及的地方是少府穴，少府穴也属于手少阴心经上的穴位，心经气血在此聚集，所以此穴也可以起到缓解心悸引起的心慌、胸闷症状，按摩的手法和劳宫穴一样，两个穴位可以配合着一块按摩。

心为一身之主，其地位就像汽车的发动机，随着汽车里程的增加，发动机就会受到损耗，人的心脏也是这样，年龄越大，心脏功能就越弱。要想让心脏更长久地发挥作用，就要像保养汽车一样，隔一段时间去4S店里保养维护，而劳宫穴和少府穴就是保养心脏的好办法，没事的时候大家就多按按，可以增强心脏活力。

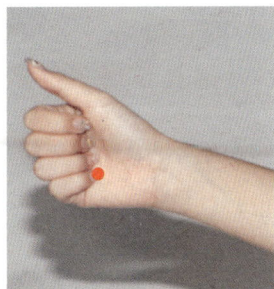

少　府

少府穴位于手掌面，第4、5掌骨之间。

身体上的"消炎穴"

消炎药可不能多吃

生活中，总会经历各种各样的炎症，也就是人们平时所说的"发炎"，比如说喉咙发炎、眼睛发炎、前列腺发炎等。发炎其实是机体对外界刺激的一种防御反映，发炎的位置都是正邪斗争的第一战场，因为这里斗争惨烈，尸骨遍地，所以表现为红、肿、热、痛和功能障碍等异常反应。

在炎症过程中，一方面损伤因子直接或间接造成组织和细胞的破坏，另一方面通过炎症充血和渗出反应，稀释、杀伤和包围损伤因子。同时通过实质和间质细胞的再生使受损的组织得以修复和愈合。因此可以说炎症是损伤和抗损伤的统一过程，在危机中蕴含着转机，而且转机的趋势还很明显。但是，在这个过程中很多人喜欢服用消炎药，消炎药可以帮助人体正气打败病邪，但如果这样的话，这场战争的最终胜利，并不得益于机体自身的实力，而是依靠外援。这就像是军队一样，如果你总是帮它，它在心理上就会产生懈怠，下次再与病邪交战时，就把赢的希望寄托到外援上，从而产生一种依赖。而且是药三分毒，多余的药物成分都要经过肝脏代谢分解，这在无形中增加了肝脏的负担，让肝脏吸收更多的有害物质。

此时，如果运用自然疗法，调动身体正气的积极性，赶走外邪，就如同操练军队，让士兵们越战越勇。

身体上的四个消炎穴——照海穴、商丘穴、丘墟穴、液门穴

不吃消炎药，依然可以消炎，人体上就有可以消炎的穴位，他们分别是照海穴、商丘穴、丘墟穴和液门穴。

照海穴是肾经上的要穴，照，照射也。海，大水也。该穴名意指肾经经水在此大量蒸发。肾为水脏，可以上济心火，主治咽喉肿痛。对于教师、播音员、歌唱家等经常用嗓的人群，可能会出现喉咙发炎，此时就可以按摩一下照海穴进行消炎。按压时感到酸、麻、胀就可以，时间也不宜太长，5～10分钟即可。

取穴要点：照海穴在足部内踝尖正下方凹陷处。取穴的时候伸出脚掌，手先放到足内侧脚踝处，然后往下触摸到有一个凹陷的小坑，便是此穴。

商丘穴是脾经上的要穴，脾经上的穴位都是帮助血液循环的，都能把新鲜的血液引到病灶去，增强此处正气抵御外邪的能力，帮助尽快祛除病邪，消灭炎症。而且该穴正好对应于足底反射区中的下身淋巴反射区，因此可以治疗下半身各种炎症，比如说膀胱炎、尿道炎、盆腔炎，按压此穴3～5次，每次按压2～4分钟，其中红、肿、热、痛的不适感会得到缓解。

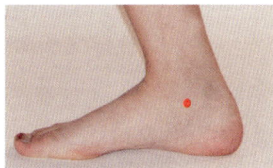

照 海

照海穴在足部内踝尖正下方凹陷处。

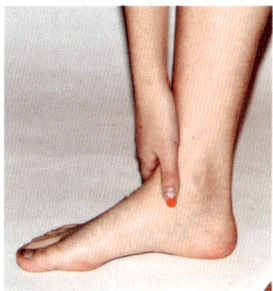

商 丘

商丘穴位于内踝前下方凹陷中，舟骨结节与内踝高点连线之中点处即是此穴。

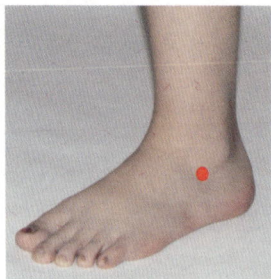

丘 墟

丘墟穴位于足外踝骨的前缘，当趾长伸肌腱的外侧凹陷处。

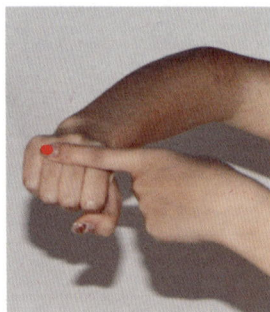

液 门

液门穴位于位于手背部，当第4、5指间，指蹼缘后方赤白肉际处，也就是无名指和小指的指缝间，顶着无名指的骨头处。

取穴要点：商丘穴位于内踝前下方凹陷中，和照海穴恰好是一对好邻居，舟骨结节与内踝高点连线之中点处即是此穴。

丘墟穴是胆经上的穴位，此穴反射区对应的是上身淋巴反射区，所以专门治疗各种上半身的炎症，比如说牙龈发炎、眼睛发炎、嗓子发炎、乳腺发炎等，都可以按摩丘墟穴。按摩的时候肌肉放松，一边缓缓吐气一边强压6秒钟，如此反复10次。

取穴要点：丘墟穴位于足外踝骨的前缘，当趾长伸肌腱的外侧凹陷处。

液门穴是手少阳三焦的常用腧穴之一，三焦是通调身体水液的通道。液门穴就是液体之门、津液之门，揉按它也就相当于打开了液体之门，液体就会流出，灌溉到我们身体的各个部位，眼睛干涩、嘴巴干裂都可缓解。比如中耳炎、咽喉炎、牙龈炎也都可以按摩液门，刺激水液去滋润这些区域，尽早摆脱炎症。

取穴要点：液门穴位于位于手背部，当第4、5指间，指蹼缘后方赤白肉际处，也就是无名指和小指的指缝间，顶着无名指的骨头处。

身体出现了炎症并不是什么坏事，先不要急着吃药，可以试试身体上的这些"消炎穴"，既能缓解不适症状，又没有副作用，大家何乐而不为呢？

第四章

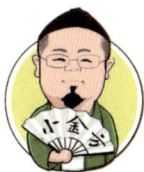

养好脾胃，百病不生

　　脾胃是后天之本，脾胃是气血生化之源，我们养脾胃就是养寿命！

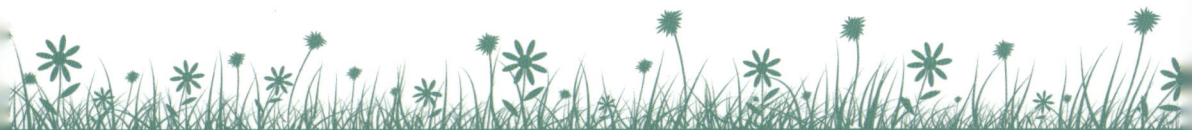

胃痛胃胀就找胃俞

胃病三分治，七分养

从中医来看，胃主受纳腐熟水谷，是水谷精微的粮仓，和脾合并称为"后天之本"，而胃在人体内主要起到消化和保护作用。

在人们的印象中，胃好像十分强大，酸甜苦辣、荤素五谷，它都能给消化掉。可能正是出于这样的错觉，现代的年轻人并不注意呵护自己的肠胃，大吃大喝，烟酒无度，这些都会打乱胃的消化规律，产生消化障碍，出现胃胀、胃痛等症状。

中医上说"胃病三分治，七分养"，意思就是得了胃病光吃药是没用的，最关键的是要注意保养。保养胃可以从饮食规律、饮食习惯入手，同时还有一个方法容易被大家忽略，但确实简便有效的便是穴位按摩。

身体上的养胃穴

人体背部有一个养胃的穴位叫胃俞穴。胃，胃腑也；俞，输也。该穴名意指胃腑之气在此输入膀胱经，是胃的要穴，平常多按摩此穴，可以生发胃气。

另外，此穴还主治胃脘痛、呕吐、腹胀、肠鸣等脾胃疾患，特别是对于生活中因为不注意饮食而造成的胃痛，有良好的缓解效果。

现代人应酬多，酒醉饭饱之后难免胃不舒服，胃痛或是胃胀，这个时候就可以把手往后一背，找到这个胃俞穴，把两个大拇指压在此穴上，然后使劲地顶住此穴，并配合点揉法，过一会儿可能就不痛了。所以胃痛的时候先别急着找止痛药，不妨先试试胃俞穴。

当然这只是江湖救急的办法，治胃病应该注重平时的保养，按摩胃俞穴应该把工夫花在平时。每天晚上在睡觉前，用两手掌按压此穴20～50次，再以画圈的方法揉按此穴100～200次，可增强胃的功能。因为胃俞穴在背部，可以夫妻配合进行，这样让双方的胃都能得到呵护，给彼此以关爱。

取穴要点：胃俞穴位于背部，当第12胸椎棘突下，旁开1.5寸处。取穴时身体采用俯卧的姿势，先找到第12胸椎棘突下，然后左右旁开两横指宽度的位置就是此穴。如果有些人搞不懂第12胸椎棘突在哪个位置，教大家一个"笨方法"，可以先找到两侧肩胛骨下角，往中间划水平线，相对的是第7胸椎，然后往下数5个椎体左右旁开1.5寸就是胃俞穴。

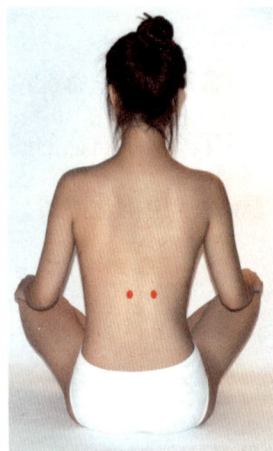

胃 俞

胃俞穴位于背部，当第12胸椎棘突下，旁开1.5寸处。

常按中脘穴，给胃减减压

想要健康，就要经常给胃减压

中医认为"六腑以通为用"，身体六腑都是中空的器官，这些器官就像管道一样，只有畅通无阻，每天才能排浊纳新。所以，中医上有句养生名言叫"胃以通为补"。补身体其他脏器可以吃人参、海参、燕窝等这些进补的食材，而对于胃来说，最好的补药就是少吃。

但我们都是凡夫俗子，总有贪口舌之欲的时候，胃就像个气球，越撑越大，等到撑得不能再大了时，食物就像是早高峰地铁里的乘客，连活动的空间都没有，更别说相互摩擦、粉碎、消化了。所以要想脾胃健康，就要经常给胃减压。

中脘穴——身体自带的"健胃消食片"

给"吃饱喝足"的肠胃减压，人们首先想到的就是吃健胃消食片。健胃消食片虽然很方便，但是吃进去也必须经过胃液的分解，吸收有效物质才能起到效果。而在饱腹状态下，胃里边是寸土寸金，很难给健胃消食片发挥的空间。

这里推荐一个比健胃消食片更方便的办法，就是按摩中脘穴。

取穴要点：中脘穴位于腹部，取穴时身体采取仰卧的姿势，胸骨下端

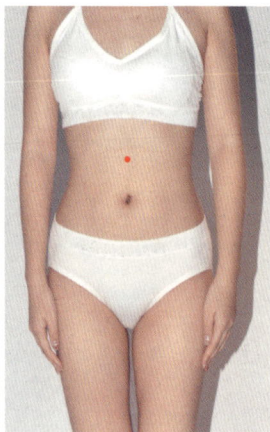

中 脘

中脘穴位于腹部，也就是肚脐上四个横指的位置。

和肚脐连接线的中点，也就是肚脐上四寸的位置即为此穴。

中脘穴是胃经上的募穴，别名叫胃脘穴，胃，胃腑也；脘，空腔也，胃脘意即指本穴气血可以直接作用于胃腑。

古代医家将此穴的功效总结为"一切脾胃之疾，无所不疗"，形容此穴对于治疗各种类型的胃病具有显著的效果。要想为肠胃减压，中脘穴就可以充当健胃消食片的角色。

按摩中脘穴的办法

按摩中脘穴的时候因为胃腑充实，所以要选用按揉法。具体方法是身体仰卧，左手手掌掌根按压中脘穴附近，右手手掌叠放在左手手背上配合用力，然后以掌根顺时针揉搓，直到感觉肚皮发热，才可以停下来休息一会儿。按揉法操作之后，胃部的饱腹感会得到缓解，此时可以再进行点揉法。采用点揉法的时候，配合腹式呼吸一并按压。当吸到顶的时候憋住气，然后用力地点压你的中脘穴，点压的力度以你自己能耐受为准。呼气时按压，吸气时不按，一分钟做12次，可进行3~5分钟。

脾胃是后天之本，直接影响五脏六腑。人的气血不足，源头就在脾胃，人体很多疾病都是因为胃的问题引起的。当然，想必每个人的初心都是想对胃好一点，但不能觉得给胃吃山珍海味就是好，这种爱是溺爱，不能起到良性的效果，若想真对自己的肠胃好一点，就要管住自己的嘴，给肠胃多减压。

冲阳穴，最好的养胃药

养生要先养脾胃

赵国名将廉颇被免职后，跑到魏国避难，后来赵王想再起用他，派人去看他的身体情况，廉颇为了证明自己身体尚可，便每顿饭吃"一斗米，十斤肉"。但是廉颇的仇人郭开贿赂使者，赵国使者隐瞒实情，赵王以为廉颇老了，遂没有再次重用他。

廉颇老矣，尚能饭否？为什么凭借饭量就可以判断一个人的身体健康状态呢？

脾胃为后天之本，主运化，生气血。脾胃是五脏六腑气血生化的源头，是人体健康的保证。我们日常所食的水谷进入胃中消化，然后由脾胃把食物中的精华输送给其他脏腑，为它们提供养料。如果后天之本动摇了，自然就证明身体状态面临危机。

明代著名医家张介宾在《景岳全书》中指出："胃气为养生之王……是以养生家必当以脾胃为先。"所以养生先要养脾胃。脾胃的健康不仅决定了现代人的健康长寿，还与许多疾病息息相关。脾胃功能受损，则运化失常，体内的水分不能正常代谢，水液停聚在体内就会生湿，生痰，湿痰黏滞，阻碍气血的运行而变生各种疾病。

冲阳穴是胃的保健穴

唐代名医王冰曾说："候胃气者，当取足跗之上，冲阳之分，穴中脉应手也。"冲阳穴就是最好的养胃穴位。

取穴要点：冲阳穴位于足背最高处，当拇长伸肌腱和趾长伸肌腱之间。取穴的时候身体正坐，脚掌伸直，先找到脚背平面最高的区域，然后用手触摸能感觉到动脉搏动的位置就是冲阳穴。

冲，穴内物质运动之状；阳，阳气。冲阳穴是足阳明胃经的原穴，意思是胃经的阳气在此处运动旺盛，中医上说"得胃气生，失胃气亡"，刺激冲阳穴可以激发胃气，增强胃功能，从而起到养胃的效果。

对于冲阳穴，最好的刺激方式是艾灸，药店里都有卖艾灸条的，而且价钱也不贵，每天睡前用热水泡完脚后，点燃一根艾条对准穴位灸，比你吃什么补品都管用。注意艾灸的时候距离不要太近，以免灼伤皮肤，一般距离穴位2~3厘米即可，艾灸5~7分钟，以皮肤感觉热而不烫为宜。

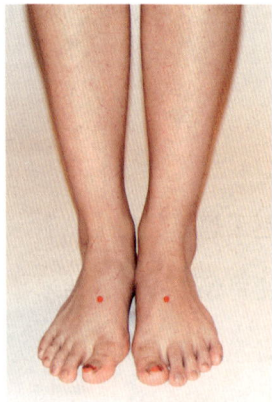

冲　阳

冲阳穴位于足背最高处，当拇长伸肌腱和趾长伸肌腱之间。

这样可以让足阳明胃经运行顺畅，也就能保证胃里面的气血供应正常，具有暖胃、护胃的功效。

当然如果不用艾灸的办法，可以用普通按摩的方法，以自己的中指和食指指腹按揉冲阳穴，可以先顺时针后逆时针，各按3~5分钟，也能起到不错的养胃效果。

专治大便干结的"排便穴"

功能性便秘都可用推拿手法解决

便秘是儿童的常见病，特别是吃奶粉的小孩子，因为奶粉蛋白质含量高，相比于母乳不易吸收和消化，容易出现便秘。粪便是身体的垃圾，排不出去就会郁而化火，孩子则表现为烦躁不安、眼屎多，甚至是口舌生疮。

儿童便秘主要有两类，一类是先天性的，比如说巨结肠症，因为先天肠道畸形，药物无法解决，只能等到年龄大一点时通过手术方式解决；另一类是功能性便秘，是由于肠胃功能异常引起的。对于功能性便秘，运用中医推拿的办法就可以不吃药，不受罪，简单地按几下，就能让大便通畅。

不吃药，不受罪，轻松治便秘

在小儿推拿中，有两个手法是专门治疗便秘的，便是揉龟尾配合下推七节骨。

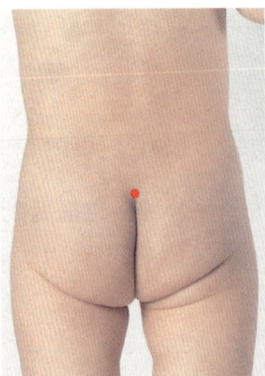

龟　尾

龟尾穴位于人体臀部的尾椎骨处。

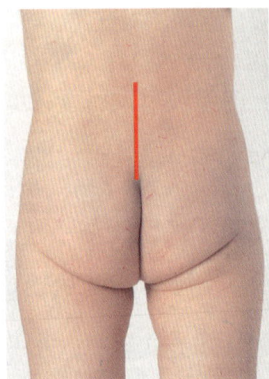

七节骨

七节骨位于背部正中线，约当第七胸椎处。

取穴要点：龟尾穴位于人体臀部的尾椎骨处。七节骨位于背部正中线，约当第七胸椎处。取穴的时候，可以以龟尾穴为按照物，因为龟尾穴比较好找，然后向上约四横指宽度的地方就是七节骨。

揉龟尾的具体方法是家长用大拇指指腹轻按于孩子的龟尾穴上，然后做轻柔缓和的回旋转动，以300次左右为宜。中医认为揉龟尾穴能通调督脉之经气，有调理大肠的功能，对止泻、通便有一定效果。

下推七节骨的具体方法是家长用拇指桡侧或食指、中指两指的螺纹面，自第四腰椎向尾骨端直推，少则60次，多则100次，一般擦至皮肤发红为度，一天可以推1～2次，具有泄热通便的效果。因为龟尾和七节骨在同一条直线上，而且功效相同，所以两个手法可以配合操作。

具体按摩的时候家长需要让孩子身体俯卧，值得注意的是因为宝宝皮肤比较娇嫩，按摩之前家长们要尽量在孩子的背上抹一点爽身粉或者是润滑油，这样可以避免损伤皮肤。

中医认为"大肠者，传导之官，变化出焉"，大肠是食物残渣排泄的通道，如果这些食物残渣饱含津液则易于传导，如果干涩则寸步难行。而现在生活条件提高了，家长们都让孩子吃精细化、高蛋白的食物，比如牛奶、鸡蛋、各种肉制品等，这些食物虽然富含营养，但是吃多了就不易消化，过度损耗肠胃水液，变成残渣后就容易导致积滞不通，出现便秘。所以，预防儿童便秘要首先从饮食上入手，把胡萝卜、青菜、竹笋、薯类、玉米等纤维食物变成餐桌上的主食。

每天按支沟，肠胃排"毒"一身轻

粪便就是身体的"毒素"

我们日常食用的水谷经过脾胃的吸收消化后，其精华部分会被输送到身体五脏六腑、四肢百骸，其糟粕部分会被输送到大肠，并经大肠再输送到肛门，最后排出体外形成粪便。

粪便对身体来说是无用之物，应该及时排出体外，如果因为便秘滞留在肠道，就会异常发酵，腐败后产生大量对人体有害的"毒素"。这些"毒素"会通过气血津液被输送到各个部分，导致体内新陈代谢紊乱，内分泌失调以及微量元素不均衡等，所以经常便秘的人往往面色无华，毛发枯干，皮肤有色素沉淀。

所以有人提出，排便就是排"毒"，这并非是没有一点道理。现代医学也证实，大多数的慢性疾病乃至癌症都与人体排"毒"（排便）不畅有关。人体产生的"毒素"有80%要靠肠道来排出，否则这些"毒素"会被

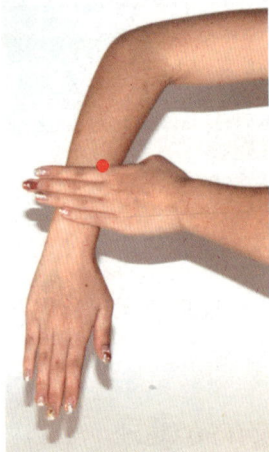

重复吸收使用，损害人体健康甚至引发癌症。

便前按摩支沟穴，让你排便不再困难

便秘虽然不是什么大问题，但是却令人十分痛苦，情急之下，有的人就会用泻药缓解便秘，比如服用一些酚酞片、番泻叶、芦荟胶囊、通便灵等。

但是这些药物都是刺激性药物，虽然服用后效果明显，但长期服用此类药物会损伤肠道的末梢神经，干扰肠道正常活动规律，破坏人体自主排便功能，并慢慢形成药物依赖，到时候你不吃药就排不出大便。所以有了便秘，不能一泻了之。

身体上有个"排便穴"叫支沟穴。针灸名典《玉龙歌》中记载："大便闭结不能通……更把支沟来泻动，方知妙穴有神功。"这说明在很早以前古人就发现此穴治疗便秘效果显著。

取穴要点：支沟穴位于前臂背侧腕背横纹上3寸。取穴的时候手臂伸直，掌背腕横纹中点上四横指，前臂两筋之间处即是本穴。

中医认为便秘是由大肠传导失职而成，大肠如果传导无力，自然排便不畅。便秘同时与肺、脾、胃、肝、肾等脏腑功能失调相关，而支沟穴是手少阳三焦经的腧穴，具有调节上焦、中焦、下焦的三焦脏腑功能的功效。通过

支　沟

支沟穴位于前臂背侧腕背横纹上3寸。

调理三焦气机，可以达到调节大肠的功效，大肠有气的推动，自然就能把粪便排泄出去。

如果有便意，但如厕的时候排不出大便，此时可以用拇指分别按压双侧支沟穴，力度由轻到重，以感到酸麻胀痛感为宜，时间为5～10分钟，左右两手交替进行。如果效果佳，患者可在10～15分钟后即能感肠蠕动开始加强，有便意产生，则尝试排便。如果没有成功，则第二天继续尝试，10次为1个疗程。每次按摩完成后，可以喝一杯白开水，有助于给身体补充津液，润滑肠液。

现在药店里有很多所谓"排毒养颜"的保健品，其本质都是通过排便的方式排毒，其成分都是一些具有泄泻作用的药物，而且价格不菲，远没有支沟穴经济实惠。所以爱美的女士完全可以把支沟穴作为自己"养颜穴"。

小儿脾胃好，吃得香，长得壮

脾胃虚，百病生

中医有"脾胃虚，百病生，诸病从脾胃论治"之说。脾胃为后天之本，脾胃所化的水谷清气是人体正气的主要来源，正所谓"正气存内，邪不可干"，脾胃健，吸收好，体质强，正气足，这样孩子才不会生病。

每位父母都希望自己的孩子能大口大口地吃饭，可现实是很多孩子吃得多，却不一定能消化。有些孩子吃饭，家里老小齐上阵，威逼加利诱，虽然看着饭是吃得不少，但身上却不长肉。究其原因是孩子从心理上排斥，饭虽然喂到了嘴里，但消化吸收得很少，隔一夜就变成粪便排出了体外。

中医认为脾主健运，胃主受纳，有些孩子不用家人逼诱，到了饭点就变成十足的"吃货"，主要原因就是因为孩子脾胃好，脾管着"想吃"，胃管着"能吃"，如果孩子既想吃，又能吃，那天下就没有为孩子吃饭而发愁的父母了。

脾虚的孩子要常补脾经

取穴要点：位于拇指桡侧缘末节，自指尖至指间关节横纹处。

脾经是小孩子身上特有的调节脾胃的穴位。脾虚的孩子可以经常给他补脾经，方法非常简单，用你的拇指侧面或指肚在穴位上做旋转推动。旋推为补，称补脾经，力度要注意柔和均匀，推动时要有节律，频率每分钟200～300次。

生活中芳香的气味可以入脾，所以小孩子闻见香的东西都想多吃几口，这其实是脾胃之

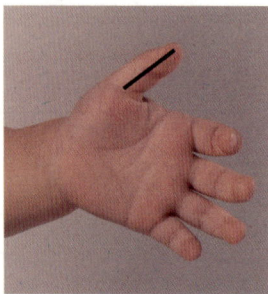

脾　经

脾经位于拇指桡侧缘末节，自指尖至指间关节横纹处。

气得到振奋的结果。但是这种方法治标不治本，不如通过补脾经的方法直接振奋脾胃之气更有效，更长久。

孩童时期是身体各个脏器快速发育的阶段，所以对于外界营养的依赖比成年人更为迫切，如果这个阶段脾胃不好，气血无生化之源，那五脏六腑、四肢百骸就得不到滋养，孩子发育就会受限，所以补脾经对于每一位父母来说，都是要熟练掌握的推拿技能。一旦发现孩子不爱吃饭，就给孩子补补脾经，不让孩子的食欲有一天"掉队"。

吃多肚胀怎么办，内八卦来帮忙

内八卦与易经的关系

唐代孙思邈说："不知易，不足以言太医。"从而指出了易学对医学的指导作用。

太极生两仪，两仪生四象，四象生八卦。八卦是世界万物变化规律的属性概括，天地之间有大八卦，人身之中有小八卦，而我们的手掌之中也蕴含着一个八卦。

取穴要点：掌心的八卦穴位于手掌面，以掌心(劳宫穴)为圆心，以圆心至中指根横纹内2/3和

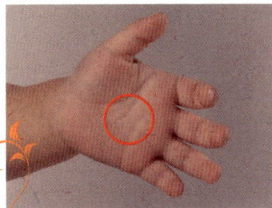

内八卦

八卦穴位于手掌面，以掌心(劳宫穴)为圆心，以圆心至中指根横纹内2/3和外1/3交界点为半径，画一圆，八卦穴即在此圆上。

外1/3交界点为半径，画一圆，八卦穴即在此圆上。以孩子的手掌为例，让孩子把小拳头松松地握住，中指所在的点就是内劳宫，在内劳宫和中指根画一条直线，在这条直线的2/3处，就是离卦，以内劳宫为圆心，以内劳宫到离位的距离为直径，画一个圆圈，这个圈就是手掌上内八卦的位置。

八卦中每一个卦象都有所辖属的脏腑和系统，巽位主肝胆；离位主心脏；坤位主小腹器官；兑位主呼吸系统；乾位主心理功能；坎位主泌尿生殖系统；艮位主脾胃；震位主神经系；明堂主心血管系统。一个内八卦蕴含了身体各个脏腑功能，中医推拿通过运内八卦可以调整一身气机，使人体的清气上升，浊气下降，达到体内脏腑的动态平衡，五行相生相克，运转平衡。

顺运内八卦，消肚胀

孩子吃饭不注意就会引起肚胀，胃气以降为顺，胃气不降就会滞留在体内，影响身体整体气机的运行，使内脏活力受损。这就像是原本来往有序的城市交通，因为主干线的堵塞，导致全城交通瘫痪、混乱。内八卦穴是小儿推拿中的临床常用穴位之一，具有宽胸利膈、理气化痰、行滞消食的作用。此时就可以通过顺运内八卦的推拿手法，使气机恢复正常，消除胀气。

顺运内八卦的方法是操作者以右手食、中二指夹住患儿拇指，然后用拇指自乾宫起，顺时针向坎宫施运至兑宫止为一圈，周而复始地推运，做100～300次。以左手为例，乾宫在于手掌掌心右下角，靠小鱼际方位。兑宫在乾卦上方，与掌心内劳宫成一条平衡线。

逆运可以降气平喘，止呕逆

同样的手法，逆时针从兑卦推运到乾卦则称之为"逆运内八卦"。

逆运内八卦可以降胃气平喘，有些孩子肚子不舒服时不止肚胀，胃气还会冲破喉咙往上走，有呕吐的感觉，此时就可以用逆运内八卦的手法降逆止呕。

但需要注意的是，不管是顺运还是逆运，在操作的时候家长都要尽量避开离宫所在的位置。离宫五行属火，在五脏中对应心，为了避免心火旺盛或者是心气衰微，在推运的时候应尽量避开以免对它进行刺激。

天枢止泻，无惧肠胃病

大肠与腹泻的关系

大肠作为六腑之一，在中医上被称作为是"传导之官"，大肠就像是一根管道，把胃输送下的糜食进一步消化吸收，最后变成糟粕排出体外。

简单来说，大肠的作用就是"取其精华，弃其糟粕"，这精华的部分就是食物里的营养物质，包括吸收食物中剩余的水分。所以说，大肠在一定程度上影响水液的代谢，故中医将其功能总结为"大肠主津"。

如果大肠功能紊乱，无力吸收食物中营养和水分，这些有用的津液就会和无用的粪便、水谷相杂着一同排出体外，表现为腹痛、腹泻、肠鸣，一天之内排出 3 次以上的稀便或水样便。这说明吃的食物，不论精华还是糟粕都夹杂不分就排泄出来了。这样时间久了，身体无气血滋养，其他脏腑就会一同受到牵连。所以咱们有句古话叫"病从口入"，吃的东西不干净、不健康，使大肠受寒，腹泻不止，身体虚弱，进而普通的病邪都会令身体觉得如临大敌，引起一系列健康的多米诺牌反应。

天枢穴是身体的"止泻穴"

很多人的饮食习惯不健康，暴饮暴食，特别是到了夏天，喜欢三五个朋友聚集到夜市摊位上撸串，喝啤酒，如果遇见卫生条件不达标的，就会吃坏了肚子，出现肠胃炎，腹泻拉稀，不停地往厕所跑。

腹泻是因为大肠主津和传导的功能受损，天枢穴是大肠的募穴，临床上常用于治疗肠胃病，具有疏调肠腑、理气行滞、消食等作用，采用指压天枢穴治疗腹泻，效果很好。

取穴要点：天枢位于腹部脐中旁开2寸处，取穴的时候身体平卧，先找到肚脐，然后左右平开约三横指的地方就是天枢穴，左右各有一个。

具体按摩方法是身体取坐位或仰卧位，患者或其家人用食指和中指的指端，慢慢深压住左右天枢穴，力度以穴道产生酸胀感为宜，再慢慢抬起按压手指。一次按压10分钟，一般按压1次就可使大便成形。如果是急性腹泻每日按压1次，如果是慢性患者隔日按压1次。

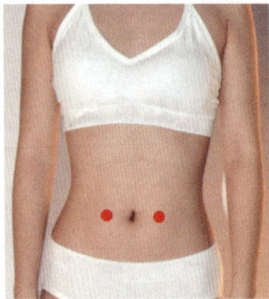

天　枢

天枢穴位于腹部脐中旁开2寸处。

但需要注意的时候，因为天枢穴是腹部穴位，如果是怀孕期间的女性，就不要采用这个办法了，否则容易伤害到孕妇以及胎儿的健康。

配合气海穴效果更好

气海穴是保健要穴。《铜人腧穴针灸图经》载："气海者，男子生气之海也。"此穴有培补元气、补益回阳等功效。按摩此穴可以在腹部肠胃的局部促进阳气升发，可以驱散肠胃里的寒气。

取穴要点：在肚脐下约2横指的地方还有一个穴位即气海穴。

在按摩天枢穴之后，如果能再花点时间按摩气海，其止泻的作用将更加明显。具体方法是先以右掌心紧贴于气海的位置，按顺时针方向分小圈、中圈、大圈，按摩100～200次。再以左掌心按逆时针方向，如前法按摩100～200次，按摩至有热感为宜。

中医认为气海穴是人体重要的保暖穴道。一些体寒怕冷或者易痛经的朋友可以把此穴作为保健穴经常按按。

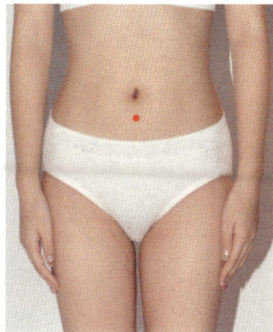

气 海

气海穴在肚脐下约2横指的地方还有一个穴位即气海穴。

第五章

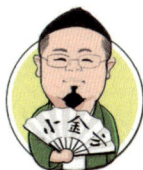

"小" 穴位解决常见病

一切疾病都是纸老虎，大病找大夫，小病找自己，求医不如求己！

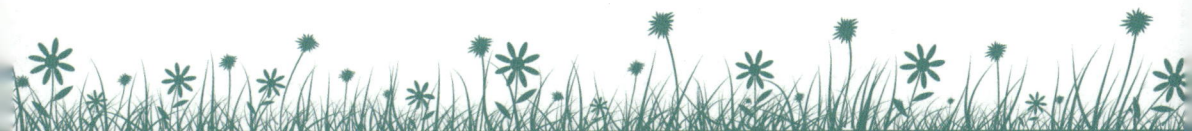

牙痛的克星——合谷穴

牙痛不是病，痛起来要人命

俗话说"牙痛不是病，痛起来要人命"。牙痛厉害的时候会连带腮部也肿疼起来，吃东西咬不动，冷的、热的、酸的都不能沾。

很多人牙痛的时候首先会考虑药物治疗，因为效果立竿见影，比如用甲硝唑、芬必得等止疼药，但这些药物治标不治本，而且长期使用还会形成依赖。

中医认为"风热侵袭，风火邪毒侵犯，伤及牙体及牙龈肉，邪聚不散，气血滞留，气穴不通，瘀阻脉络而为病"。中医理念中没有"发炎""感染"的概念，牙痛的时候牙龈红肿，或出脓渗血，都因为火邪侵犯造成的，而这其中很大一部分是由于"胃火上冲"。

人的口齿是胃经循经的部位，生活中过量食用煎炒烹炸之品，如瓜子、花生、油炸肉类等，一定时间会形成胃中积热，胃中积热可以化火循经上攻。口腔在胃之上，就像是置在火炉上的羔羊，备受炙烤，自然会引起牙龈红肿疼痛。若是在牙痛的同时，伴有大便秘结、口渴、口臭、舌红苔黄等，那肯定是胃火积热引起的牙痛。

按合谷穴，清胃火，止牙痛

我们在烹饪的时候，如果想让锅中的菜肴降温，肯定是先关闭火源。中医上治疗胃火引起的牙痛，也是采取这样的理念，也就是所谓的"釜底抽薪"，火一灭，痛自消。

合谷穴是手阳明大肠经之原穴，大肠经络肺过胃属大肠，可调节胃肠功能，有通腑泄热之功，善于疏解面齿之风邪，《四总穴歌》中将这一功效主治特点归纳为"面口合谷收"，也就是说面部和口腔里的疾病，合谷穴都管。

其实泻胃火要找大肠经的合谷穴帮忙这一点很好理解。五脏六腑中，唯有大肠是主排泄的，我们想"釜底抽薪"，抽出的薪如何排出体外，只能通过大肠。这就是为什么很多中医大夫治疗上火症会开一点泻药的原因。

取穴要点：合谷穴位于第一、二掌骨之间，当第二掌骨桡侧之中点处。取穴的时候，拇指和食指张开，以另一手的拇指关节横纹放在虎口上，当虎口与第一、二掌骨结合部连线的中点即为此穴。或者是将拇指和食指合拢，肌肉隆起的最高处就是合谷穴的所在位置。

所以如果你感到牙龈肿痛，就可以找合谷穴帮忙，一般用拇指指端用力按压5分钟，牙痛症状就会减轻。平常按摩的时候，以一手的拇指和

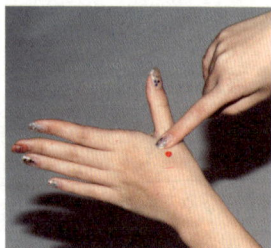

合　谷

合谷穴位于第一、二掌骨之间，当第二掌骨桡侧之中点处。

食指拿捏住虎口，拇指放在合谷穴上，然后顺时针按揉3～5分钟，结束后换另一只手。

生活中还有一种牙痛是因为细菌感染引起的，如龋齿、牙周炎等，所以平常养成早晚刷牙的习惯同样十分重要，不给细菌以滋养的环境，从源头上进行预防。

打嗝不止试试攒竹

打嗝是因为气机失常

打嗝指胃气向上冲逆，喉间频频作声，声音急而短促的症状，是我们生理上常见的现象，上至老人，下至小孩，每个人都会打嗝。而且这个症状没有什么特效药物治疗，只能等自己慢慢恢复正常。

打嗝在西医中被认为是膈肌痉挛。膈为主要的呼吸肌，收缩时，膈穹隆下降，胸腔容积扩大，以助吸气；松弛时，膈穹隆上升恢复至原位，胸腔容积减小以助呼气。如果膈肌发生痉挛，就会影响人体正常的气机运动。中医则认为"胃气上逆，动膈而致"，其本质上和西医观点是一样的，都是因为气机失常。

打嗝虽然不是什么病，但没完没了地打嗝也十分令人心烦，严重的话连吃饭、喝水、说话都受影响。

攒竹不仅能明目，还能快速止呃

在眼保健操中，有一节是指压按摩攒竹穴，可见此穴对于眼部保健疗效显著，临床上也多用于治疗迎风流泪、眼部疲劳、假性近视等。不过，它还有一个独特的功效，不为人所知，那便是止打嗝。

攒竹穴虽然是主治眼睛疾病的穴位，但也是快速止嗝的特效穴。攒竹穴是阳明、太阳两经气交会之处，有清泻阳明、使太阳复气之功，即有和胃理气止嗝的功效，是临床治疗打嗝不止的主要穴位之一。

取穴要点：攒竹穴位于人体面部，眉毛内侧边缘凹陷处即为此穴。取穴的时候，头部正视前方，双手拇指先放在鼻根部两侧区域，然后向上移动一横指宽度，也就是移动到大约眉毛内侧边缘的位置，就是攒竹穴所在的区域。

如果打嗝不止，可以试试点按攒竹穴的办法。具体方法是用双手拇指指腹分别按在两侧攒竹穴上，其余四指紧贴头部两侧，持续均匀地点、按、揉，使局部产生酸胀感，力度由轻到重，再由重到轻。操作之前可以深吸一口气，屏住呼吸再行点按，每到快憋不住的时候，停止点按，然后用力咳嗽吐气。如果还没有好，就重复以上的办法。这样反复几次，打嗝就会停止。

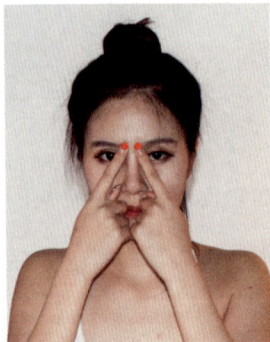

攒 竹

攒竹穴位于人体面部，眉毛内侧边缘凹陷处即为此穴。

当然，一些疾病起初的症状表现也可以是打嗝不止。如果用点压攒竹穴的方法不能达到效果，那就要注意了。要留意一下打嗝的时候有没有发出异味，如果有酸味、苦味、臭鸡蛋味，这提示有肝、胆、脾、胃相关疾病的可能，需要去正规医院咨询一下大夫。

用"落枕穴"治疗落枕

想必每个人都有"落枕"的经历，所谓落枕，自然是跟枕头有关。睡觉的时候，如果枕头不合适，或者是睡姿不正确，颈部肌肉和经络长时间处于往一侧偏离或者压迫的状态，气血在此处就会郁而不通。中医讲"不通则痛，痛则不通"，气血郁滞进而会形成堵塞性疼痛。

偶尔的落枕对人体并没有什么大碍，大部分人休息三五天之后就会自然好转。但就是这三四天的时间，疼痛和僵直影响了人头部的自由转动，对我们日常活动造成不便。

对于缓解落枕，聪明的古人经过长期实践总结了许多好办法，比如说按摩理筋、针灸、药物、热敷等。其中有个方法最为简单，就是人体的手背上有一个"落枕穴"，也叫外劳宫。

取穴要点：外劳宫穴位于人体的手背上，在中指和食指相对的掌骨之间，两指骨尽头起，向外一拇指宽处。

外劳宫是治疗落枕的特效穴道，因而又被命名为落枕穴。落枕以后，

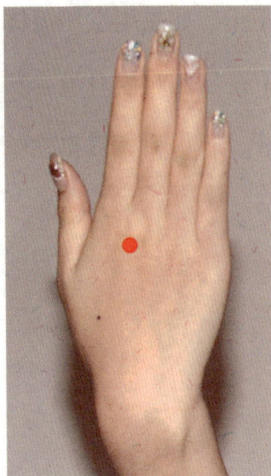

外劳宫

外劳宫穴位于人体的手背上，在中指和食指相对的掌骨之间，两指骨尽头起，向外一拇指宽处。

可以以大拇指指端揉按此穴，力度由轻到重，时间在10~15分钟即可，两手可以交替进行，哪一侧的穴位压痛明显就多按哪一侧。同时为了增强效果，可以配合头部活动。在按摩落枕穴的过程中，缓慢活动脖子，先将头稍向前伸，由前下方缓缓缩下去，使下颏向胸骨上窝靠近，颈部肌肉保持松弛，然后将头轻轻缓慢地左右转动，幅度由小逐渐加大，并将颈部逐渐伸直到正常位置。转动时以基本不出现疼痛的最大幅度为限。这个动作只要有空就坚持做，相信用不了三四次，脖子疼痛程度就会明显减轻，活动范围逐渐改善。

落枕最主要的病因是因为气血不通，除了睡姿不正确会引起落枕，生活中淋雨、受寒、湿冷天气等皆容易诱发落枕，特别是夏天晚上睡觉的时候，如果背对着空调，很容易出现颈项僵硬。因为气血和水一样，得寒则凝，凝则不通。由受寒引起的颈部不适同样可以用外劳宫，按摩的时候可以在背部热敷一个毛巾，这样可以有效祛除颈部的寒气，令其快速康复。

耳朵旁边的"面瘫穴"

面神经炎俗称面神经麻痹，是以面部表情肌群运动功能障碍为主要特征的一种疾病，多见于中风后引起的并发症，患者往往连最基本的抬眉、闭眼、鼓嘴等动作都无法完成。对于中风引起的较为严重的面瘫，需要进行专业的康复训练，才有可能较为完全地恢复正常。而此处所指的面瘫是偶尔性出现的面瘫。

很多人都会有这样的经历，就是夏天的时候脸贴着凉席睡觉，醒来后发现侧脸麻木，僵硬得无法活动，或者是冬天骑电动车，逆风而行，到办公室后发现脸部僵硬，无法活动。这些都是偶尔性出现的面瘫，不算什么大问题，从中医的角度来看是因为面部脉络空虚，风寒之邪乘虚侵袭脉络，导致经气阻滞，经筋失养，筋弛纵缓不收而发病。就像是冬天的河流，寒冷的气流凝结了水面，河水无法流动，但等到春天一来就恢复正常了。

当然，如果我们遭遇了面瘫，肯定不能干等"春天"到来，此时可以按摩一下"下关穴"进行缓解。

下关穴是人体的"面瘫穴"，位于面部，属足阳明胃经。经络学说认为阳明经为多气多血之经，主于面，因此治疗面瘫必以阳明经穴为首位。下关穴所处部位又是面神经、颧眶支、耳颞神经、下颌神经分布之处，故

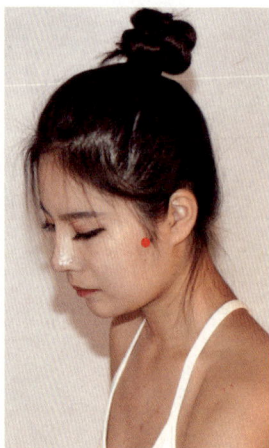

下 关

下关穴位于人体面部，在颧骨下缘中央与下颌切迹之间的凹陷中。

此穴是治疗面瘫的要穴。

取穴要点：下关穴位于人体面部，在颧骨下缘中央与下颌切迹之间的凹陷中。取穴的时候身体正坐，嘴巴微闭，食指和中指并拢，然后食指贴于耳垂旁，嘴巴张开，此时中指指腹稍稍用力会触及有凹陷，此凹陷处即为下关穴。

具体按摩方法是身体取仰卧位或坐位，用中指指腹按压在面瘫侧的下关穴除，点按3～5分钟，力度以局部感到酸胀并向整个面部发散为宜。点揉下关穴之后，再用手掌按摩面瘫面肌，就像揉面一样揉5～10分钟，一般情况下，面瘫症状就会得到缓解。在揉的时候，可以在面部热敷一条毛巾，手掌隔着热毛巾进行搓揉，这样可以促进局部血液循环，让凝滞在面部的寒气得热则散。恢复之后可以做一些睁眼、皱额、吸吮、翘嘴唇、开口笑、提嘴角、吹口哨、噘嘴唇、拉下颌等简单的动作，进行巩固以促进面部神经的完全恢复。

生活中容易面瘫的人大多都属于寒性体质，本身就对寒凉的空气过敏。这类人平常要特别注意避免面部接触寒凉之邪，保证脸上不能沾冷水，着冷风，否则很容易由于刺激面部损伤肌群，从而导致面瘫病情的加重。

身体上的"解乏穴"——承山穴

现在网络上流行一个词叫"压力山大"，随着社会、经济的快速发展，都市生活节奏越来越快，社会竞争压力、经济环境的变化以及房价持续上涨等带给年轻人的压力越来越大。面对房子、医疗、教育三座大山，众多的奔奔族、蜗居族无能无力，只能用"压力山大"这种诙谐的方法进行调侃。

白天繁忙工作了一天，晚上回到家浑身乏力，累得腰酸背痛，感觉全身骨头都要散架了，这个时候多希望有一个人能给自己按摩按摩，解解乏。但现实是很少有人有这样的条件，苦了累了只能自己默默地扛。

俗话说"求人不如求己"，其实身体上就有一个"解乏穴"——承山穴，当身体乏力的时候，不如自己给自己按摩按摩。

承山穴是人体足太阳膀胱经上的重要穴道之一，承，承受、承托也。山，土石之大堆也，言外之意就是可以帮助我们承受压力。每个人都在承受学习、生活、工作的压力，这些压力就是无形的山，压力在身上背久了，就会使人感到累，让人疲劳不堪。而这种压力，承山穴最会帮人承担。

取穴要点：承山穴位于小腿后面正中，当伸直小腿或足跟上提时，腓肠肌肌腹下出现的尖角凹陷处即是此穴。这个穴位找起来比较方便，取穴

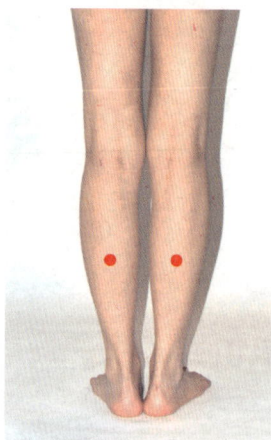

承　山

承山穴位于小腿后面正中，当伸直小腿或足跟上提时，腓肠肌肌腹下出现的尖角凹陷处即是此穴。

的时候手掌顺着小腿后面往下推，肌肉变薄处或者感觉到一个尖儿的地方就是承山穴。

按摩承山穴非常简单，坐在椅子上就可以进行自我按摩，以大拇指点揉承山穴10分钟。揉按承山时，开始只能轻轻地按地揉，以感觉到酸胀微痛为宜，慢慢地可以加重手法，在能保障效果的情况下，应该尽量把疼痛减到最小。当然如果你累得连手都不想抬时，还有一个更为省力的办法，就是每天睡觉前，将两腿伸到床外，让承山穴正好搁在床沿上，两腿左右摆动，这样很自然地就按摩到了承山穴。

承山穴可以舒筋活络，壮筋补虚，对缓解腰背疼痛、腿疼转筋、小腿痉挛等效果良好。有时候忙了一整天，我们时常觉得腰酸腿痛，筋疲力尽。特别是对于久坐不动、经常加班的办公室一族和需要长时间站着的人，按摩承山穴就可以舒经活络，缓解一天的疲惫。

此外，承山穴对于缓解小腿肌肉痉挛也有显著疗效，是治疗小腿抽筋的特效穴。当小腿抽筋的时候，我们可用拇指用力点按承山穴，此时是有多大劲就使多大劲，并坚持点住不要放松，直至肌肉痉挛缓解为止，效果立竿见影。

风市穴帮你摆脱失眠困扰

现代人失眠多是由于扰乱的胆经

中医上有句话叫"少阳不升，天下不明"，晚上的11点至第二日1点为子时，是老鼠出没的时间段，故十二生肖中有"子鼠"之说。子时是胆经当令，胆气要在子时入眠，完成代谢，这样胆汁才能清明，白天才能神清气爽。如果到了11点之后还不能入睡，则气色苍白，眼眶昏黑。同时因胆汁排毒代谢不良，身体的气血更容易生成结晶、结石。

现代人精神压力大，到了晚上就睡不着觉，失眠多梦。一个人的一生有一半是在睡眠中度过，夜晚睡眠的质量决定白天活动的精力，长期失眠会引起白天困倦，工作能力下降，记忆功能减退。为什么现在越来越多的人会晚上失眠呢？究其原因就是胆经紊乱。

正常情况下，胆气以下降为顺，阳气在胆气的引导下下沉，从而得以温养脏腑，使身体功能正常。特别是到了晚上12点的胆经时令，胆气应该收敛并在睡眠中蓄养胆气，如果胆气不降反升，身体整体气机就会出现紊乱。这就像在是井然有序的道路上，如果有一辆车在逆行，就会把整个交通搅乱。人体心神如同交警，交通瘫痪了，交警肯定忙得睡不着觉。

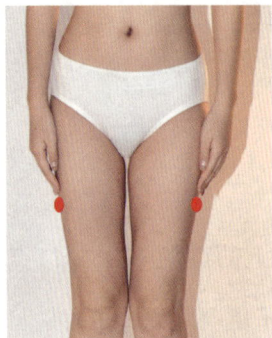

风　市

风市穴位于大腿外侧部的中线上，当腘横纹水平线上7寸。

平胆经，助睡眠

肝胆主疏泄，疏泄包括情志的顺畅，但是现代人精神压力大，所以肝胆之气不顺，胆经就容易紊乱。身体上有一个平胆经非常好的穴位叫风市穴。风即风邪，市有杂聚之义。

取穴要点：风市穴位于大腿外侧部的中线上，当腘横纹水平线上7寸。取穴的时候身体直立，双手自然下垂于两腿体侧，此时中指尖所到处即是此穴。

风市穴为足少阳胆经的腧穴，刺激这个穴位有促进胆经气血循环的效果。胆经气血循环畅通，胆气下降，人体阴阳得到平衡，自然就会安然入睡了。

具体的做法是睡觉前提前一个小时上床，然后身体取坐位，两腿屈膝，腰微弯，两手掌心分别置于两大腿外侧中间，以双手中指指腹分别按揉两侧的风市穴。按揉时力度要均匀、柔和、渗透，使力量达深层局部组织，但不要用力过猛，以感到酸痛感即可，可做持续做5～10分钟。

有人会问，我用大拇指按着方便，可以用大拇指按吗？从手法上讲当然是可以的，但从效果上讲，用中指按摩疗效会更好。因为中指指端是中冲穴，中冲穴是心包经上的穴位，有清心泄热的功效，而且它可以疏通全身的经络。用中冲点按风市穴，除了可以泄胆火外，还可以平衡全身的阴阳，使心神俱安，你自然就可以安然入睡了。

中医上有句话叫"胆有多清，脑有多清"。胆经堵塞，胆气就会影响清阳之气对头部大脑的濡养。所以在白天长期工作，精神压力大，头昏脑胀的时候也可以按摩一下风市穴，这样就会马上变得有精神。

有了风市穴，就不要再吃安眠药了

失眠非常痛苦，很多人会选择以安眠药为伴。安眠药虽然是失眠者的朋友，但这个朋友却属于"损友"。长期服用安眠药不仅会使人体产生抗药性，还有可能让你的记忆力下降。国外就有研究表明，服用安眠药的人群发生老年性痴呆的可能性更高。特别是对于肝肾功能不全的人来说，哪怕服用小剂量安眠药也有发生意外的危险。

所以，今天你了解了风市穴的独特疗效后，就不要再吃安眠药了。

你还在为口腔溃疡而烦恼吗？

消口疮，拍打涌泉穴

所谓口疮也就是口腔溃疡，虽然是小问题，但是却影响了吃饭这件大事，吃一口疼一下，有些人索性就不吃了。民以食为天，一顿不吃还可以忍受，一天不吃饭，身体就吃不消了。

蝼蚁虽小，但可决堤。所以，口腔溃疡看似是小毛病但不能不令我们重视。中医认为口腔溃疡是由于上焦、中焦湿热之气上熏于口腔而引起的。在中医理论中，上焦和中焦容易产热生火，比如说心火、肺火、脾胃之火，所以要靠下焦的肾水滋阴降火。

肾为水脏，在调节体内水液平衡方面起着极为重要的作用。别看肾在处于五脏六腑较为靠下的部位，但上焦和中焦上火内热的时候都需要它向上输送水液以及时灭火，这在中医上叫"肾水上济"。因此如果得了口腔溃疡，那肯定是肾脏没有当好"消防员"的角色。肾脏偷懒多半是因为肾气虚弱，向上循行无力，而人的脚底板有一个穴位叫涌泉穴，可以刺激肾水升发。

取穴要点：涌泉穴是人体足底穴位，位于足前部凹陷处第2、3趾趾缝纹头端与足跟连线的前三分之一处。取穴的时候，身体正坐或者是仰卧，用脚掌用力内抓，此时脚底会出现一个最深的凹陷窝，这个凹陷窝就是涌泉穴。

涌泉穴是足少阴肾经的起始穴，即为肾经的井穴。《黄帝内经》记载："肾出于涌泉，涌泉者足心也。"意思是说肾经之气犹如源泉之水，来源于足下，涌出灌溉周身四肢各处。因此刺激涌泉穴能振奋肾气，让肾水上济灌溉滋润干涸的上焦，就可以起到治疗口腔溃疡的

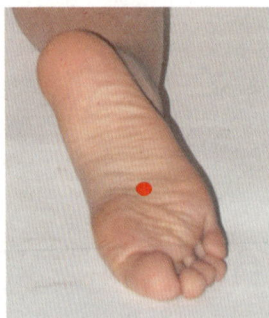

涌　泉

涌泉穴位于足前部凹陷处第2、3趾趾缝纹头端与足跟连线的前三分之一处。

目的。具体方法是拍打涌泉穴，在床上取坐位，双脚自然向上分开，或取盘腿坐位，然后用双手自然轻缓地拍打涌泉穴，最好拍到脚底有发热的感觉，坚持20分钟左右，然后喝一杯温水，再睡一觉，到了第二天口腔溃疡就能减轻许多。

常搓脚心，"长生不老"

此外，中医认为肾为先天之本，就像大树的树根，对人体生长发育非常重要，肾气足则身体健，就会延缓衰老，即便步入老年也依旧眼不花，耳不聋，发不白。所以，古代医家特别推崇用涌泉穴来养护肾脏。

我国清代第一部外治专著《急救广生集》就专门讲了涌泉养生的方法。每晚睡觉之前，用一手握住脚趾，另一手用力摩擦足心，如果能坚持的话，可以擦上千下，没耐心的话也应至少擦300下，直到感觉脚心发热为止。这样两脚都擦热之后，将脚趾微微转动几下，再把两脚互相摩擦几十下。每晚做一次，可以巩固精气，通汇气血。长期坚持，能有"延年益寿"的功效。

现代研究认为人类的足底部含有丰富的末梢神经网，以及毛细血管、毛细淋巴管等器官，它与人体各个系统、组织、器官有着密切的联系。通过对涌泉穴的推搓可以加强它们之间的相互联系，有效地改善局部毛细血管、毛细淋巴管的通透性和有节律的运动性，从而促进了血液、淋巴液在体内的循环，调整人体的代谢过程。所以，那些天生体质羸弱的朋友和步入垂暮的老年人应该经常搓搓脚心。

消除偏头痛，推揉列缺穴

偏头痛——治不好的顽疾

老子说："专气至柔，能如婴儿乎？"婴儿出生之时，身体之气一团柔和，健健康康的，没有疾病。而随着年龄的增长，人在后天生长中会遭遇各种不良因素，导致身体气不顺，自身修复功能发挥不出来本能的作用，疾病就会趁虚而入。

经络穴位按摩是帮助人体启动自身防御系统的方法之一，它通过调整人体整体的气血状态，让不顺的气血重新理顺，通过自身修复系统抵御疾病，从而达到康复的目的，这就是中医的奥妙之处。

偏头痛自古以来就是顽疾，历史上的曹操就因为偏头痛而请华佗医治，华佗欲给他做头颅手术，曹操以他有谋害之心将其杀死，结果自己也因为偏头痛折磨而命丧黄泉。之所以说偏头痛是顽疾，是因为即便目前医疗非常发达，也依旧没有根治这种疾病的药物，市面上的治疗药物只能缓解头痛的症状。对于患者来说，是药三分毒，使用止痛片其实就是"掩耳盗铃"。

中医认为"痛则不通，通则不痛"，人体局部出现疼痛症状，就是提示这个部位或者是所属的经络气血不通顺了。这个时候就可以通过中医推拿的方法，让气血运行恢复正常。

用列缺穴代替止痛药

《四总穴歌》中说："头项寻列缺。"意思就是颈项及其头部的疾病都可以在列缺穴得到治疗。

列缺是人体腧穴之一，属于手太阴肺经之络穴，而肺主一身之气，刺激此穴可以调动"肺主治节"，调理一身气血。

取穴要点：列缺穴在人体前臂桡侧缘，桡骨茎突上方，腕横纹上1.5寸（人体一横指宽度为1寸），当肱桡肌与拇长展肌腱之间。这个穴位很好找，把两手虎口自然平直交叉，一手食指按在另一手桡骨茎突上，指尖下凹陷中即是列缺穴所在的位置。

按这个穴位的时候能明显感觉到有条小缝隙，古代医家认为它是八脉交会之处，有八条经脉在此处交汇，按摩此穴对理顺不通的经络也有帮助。如果头部偏侧头痛，就可以通过按摩列缺穴进行治疗。

刺激此穴手法主要是"推搓揉动"，按摩列缺穴时，双手宜轻握拳，拳心向上，轻放桌上，然后一手按揉列缺穴，使肌肉、筋腱来回移动，以有酸胀等感觉为佳，单侧推揉时间为5~10分钟。一般是头部哪侧偏痛，就按摩哪侧，如果痛

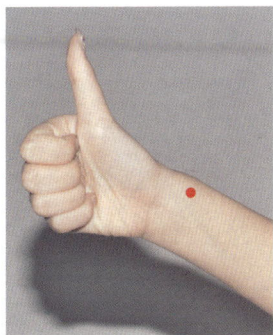

列　缺

列缺穴在人体前臂桡侧缘，桡骨茎突上方，腕横纹上1.5寸（人体一横指宽度为1寸），当肱桡肌与拇长展肌腱之间。

感较重的话，最好两侧都要刺激，每次不少于5分钟。

这个穴位最好经常刺激，不要等到头痛发作了才临时抱佛脚。若平时感到脖子不适，发现脖子僵硬疼痛，也可以拨动列缺穴，不适感就会迅速减轻。

配合外关穴，效果更佳

另外，人体的外关穴是属于八脉交会穴之一，外关穴配合列缺穴治疗偏头痛效果更好。

取穴要点：外关穴位于人体的前臂背侧，手背腕横纹向上三指宽处。

外关穴与正面内关穴相对，对治疗偏头痛也有很好的效果。按摩的时候用拇指点、揉此穴，力量由轻到重，使穴位下有酸胀感为度，每天早起后配合点、揉列缺5~10分钟，可温通气血，调经止痛。

当然，运用中医推拿的方法仅限于缓解头痛症状，并不能根除。人体是一片浩瀚的宇宙，而我们只走出了"地球"。很多病以人类现有的科学水平，根本无法解释。但是按摩列缺穴却可以让头痛发生的概率降到最低。两国交战，即便是不能吞并对方，也打得让其毫无还手之力，这何尝不是一种胜利呢？

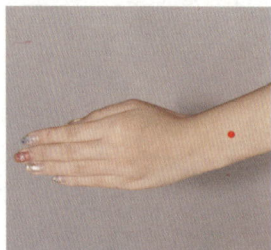

外　关

外关穴位于人体的前臂背侧，手背腕横纹向上三指宽处。

风池穴是抵御"头风"的护城墙

有一种头痛叫头风

人老之后容易患一种叫"头风"的病症，在以前经常会看见一些老头、老太太捂着自己的头皮，面露痛苦之色，你若问他们怎么了，多半是回答"头风病犯了"。头风本质上是头痛的一种，此病在古代医著中常与头痛并列提出，但是它又与一般的头痛存在一些区别，兼具备"风邪"的一些特点。

风性善行而数变，又连绵不绝，所以头风病是一种以慢性阵发性头痛为主要临床表现的疾病，该病病程较长，缠绵难愈，易于复发，而且痛无定处，比如说今天是左边痛，隔了几天再复发又变成了右边痛，像风一样善变。古人有一句话叫作"巅高之上，唯风可到"，就是说山很高，只有风才上的去。而风为阳邪，其性升泄，易袭阳位。因此古人将具有风邪特点的头痛称之为"头风"就不难理解了。头风，简单的讲就是头部的位置遭遇了风邪侵扰，气血经络拘谨不通从而引起头痛的一类病症。

在我们头部底部有个穴位叫风池穴，如果把头部比喻成紫禁城的话，那风池穴就是紫禁城的护城墙，起着抵御风邪、固卫头部的作用。你看风池穴的位置正位于头项之交界处，不就是巅顶头部的一道屏障吗？风邪要想攻下这个"城"就必须首先破掉这个"池"，所以你看古人将此穴命名为"风池"，其实是蕴含了很深层次的含义在里边。

在日常生活中，比如夏天背对着空调，骑电动车，乘车、船，风冲着头部，登山的时候迎着山风走的时间长了等情况都会引起头部疼痛。此时风邪还未完全攻破城池，正蓄积在风池穴这里。若我们及时按摩一下风池穴，给它加油助威，它便能一鼓作气将风邪反攻回去。

取穴要点：风池穴位于头后面大筋的两旁，与耳垂平行处。取穴时头略低，耳后椎骨两侧的凹陷处即为此穴。一般双手扣于后脑，双手拇指指腹触及的区域就是风池穴所处的位置。

具体按摩的方法是先将双手拇指指腹放于两侧风池穴处，其余四指抱头，两拇指同时用力揉捻旋转半分钟，再向外按揉2分钟，力量由轻渐重，以有酸胀感为宜。随后以拇指和食指上下拿捏风池30次左右，可以放松颈部肌肉，促进气血运行。如果按揉时觉得酸痛厉害，则正说明此处风邪聚集得厉害，不用担心，这是正常现象。

风为百病之长，一年四季皆有风邪，而且凡寒、湿、暑、燥、热等诸多外邪常常依附于风而侵犯人体，从而形成外感风寒、风湿、风热、风燥等证。风邪不止善于侵扰头部，风邪侵人，无

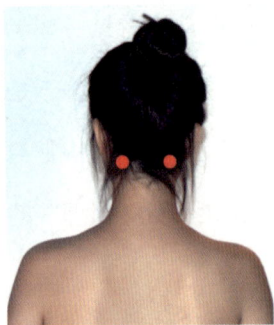

风　池

风池穴位于头额后面大筋的两旁，与耳垂平行处。

孔不入，表里内外均可遍及，侵害不同的脏腑组织。因此，风池穴还是人体非常重要的保健穴位，经常按摩可以固表，抵御各种风寒，预防感冒。

小孩子尿频、尿急、尿痛，可"清小肠"

有时候小孩子小便的时候会嚷嚷着疼、涩，大人们心想这不是前列腺炎表现出来的尿频、尿急、尿痛症状吗？如果你这样认为，那可就闹笑话了。

一般来说小孩是不会得前列腺炎的，因为小孩子的生殖器官还处于发育期，之所以出现尿频、尿急、尿痛的症状表现是因为小肠有火。

小肠有泌别清浊的功能，清者，即水谷精微和津液，由小肠吸收，经脾气的转输作用输布全身，即所谓"中央土以灌四傍"；浊者，即食物残渣和部分水液，经胃和小肠之气的作用通过阑门传送到大肠。在这个过程中，小肠吸收了大量的水液，其中较为污浊的部分下输肾和膀胱，以成尿液生成之源。所以，小肠的功能和膀胱尿液联系密切。小孩子是纯阳之体，易心火旺盛，而心与小肠互为表里，心火下移或者是小肠实热就会引起小肠"上火"，尿液滚烫。

中医上所谓的上火有点类似于西医的发炎，发炎的时候我们都知道是什么感觉，而表现在排尿上就是疼痛，排尿不舒服。

孩子手上有一条线形穴对应着脏腑之中的小肠，也就是小肠穴，通过

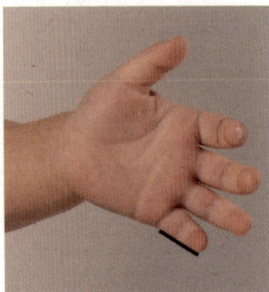

小肠经

小肠经位于小儿小指尺侧缘，指根至指尖处。

一定的推拿方法可以清泄小肠之火。

取穴要点：小肠经位于小儿小指尺侧缘，指根至指尖处。

具体推拿方法是让孩子平摊手掌，家长以拇指和其余四指相对，侧握小儿四指，使其小指尺侧面暴露，随后以右手拇指直推，自指根推向指尖，称清小肠，一般要推100～500次。如果孩子小肠上火严重，则可加推至1000次。最后再给孩子喝一杯温水以帮助排尿。

俗话说病从口入，孩子上火都是吃出来的，现在生活条件提高了，吃的东西越来越精细，越来越好，那些高脂肪、高蛋白的食物吃到肚里消化不了就会郁而化火，所以孩子要"穷"养，不要饿了就吃鸡鸭鱼肉，喝了就喝饮料、牛奶。粗茶淡饭对孩子健康就挺好的。

产后手关节疼痛的特效穴——中渚穴

产妇产后为什么感觉关节疼痛

唯有自己生过孩子，才知道母亲的伟大。生孩子是一件非常损耗体力的活动，而且是一边要忍受着疼痛，一边要攒着力气用劲。几乎所有产妇在生产之后都会出现关节疼痛的症状，特别以手关节表现明显，一些产妇手关节屈伸不利，连自己解扣子的活动能力都受到限制。

遇见这种情况，家里的老人们会说这是因为生产的时候每个骨头缝都在使劲，累着了。这种解释当然有点粗糙，其实这是因为新妈妈在分娩的时候，身体会有大量的钙流失，而且产后还要给孩子哺乳，也会流失钙元素，从而造成手脚关节疼痛。如果究其根本，也算是"累着了"。

因此产后补钙非常重要，除了口服补钙药物，平常还要多喝牛奶，吃牛肉、鸡蛋等高蛋白食物，补充营养。

中渚穴快速解决手关节屈伸不利

当然，食物进入人体后需要一定的时间才能转化为钙元素，俗话说"远水解不了近渴"，想要快速缓解手关节疼痛的症状，中医推拿上有一个特效穴叫中渚穴。

取穴要点：中渚穴位于手背部，当第4掌指关节的后方，第4、5掌骨间凹陷处。取穴的时候应该让自己的掌心向下，在小指和无名指的指根间位置下方两厘米手背上会有一个凹陷，用力按压这个地方，会有一种力量脱落的感觉，此处即

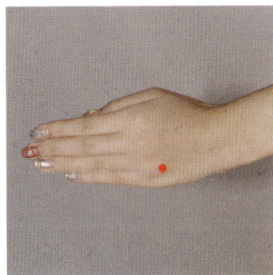

中渚

中渚穴位于手背部，当第4掌指关节的后方，第4、5掌骨间凹陷处。

为中渚穴。

中渚穴具有舒筋活络的作用，又位于手掌骨缝，所以对于手关节疼痛、屈伸不利具有独特疗效。

按摩的时候以拇指端按压此穴5分钟左右，然后向手腕方向推，一推一放为1次，可做20次左右，两手交替进行，随后屈伸手掌观察下疗效，如果疗效不明显，隔半个小时再做一遍。这样配合着补钙和特效穴位按摩，产后手关节疼痛、屈伸不利的康复就特别快。

《红楼梦》中贾宝玉形容女人为水做的，而水易生寒，女性本就是阴柔体质，所以特别怕冷，冬天易出现手脚冰凉的症状。特别是纤细的手暴露在冷空气外，气血遇寒则凝滞不通，关节也会疼痛。此时在注意保暖之余，也可以按摩中渚穴，这样能温经通络，保护你的手掌。

另外人上了年纪之后手脚就不利索，特别是一些老年人，手掌总是攥着，不能伸开，有点像脑血栓后遗症，如果老父母出现这种情况，作为儿女们也可以帮忙掐一下中渚穴。

爱出汗，多揉肾顶穴

人类属于恒温动物，就是不管外边气温是冷还是热，身体的温度都维持在37℃左右。而人体调节温度的方式主要是通过汗液，如果温度过高，就多排汗，如果温度过低就少排汗。所以，在中医上治疗感冒发烧时，会用到"发汗法"，就是用一些促进排汗的药物，让患者多出汗以起到把温度降下了的目的。

据统计，人的身体分布着300万左右的汗腺，这些汗腺就是汗液排泄的"水龙头"，需要的时候就拧开，排泄汗液。那谁负责着"水龙头"的开阖呢？当然是肾脏了，肾气是一身元气所在，肾气足则开阖有度，肾气虚则开阖失常。

生活中同样的环境条件下，有的人特别爱出汗，比如夏天的办公室里，同样的空调温度设定，有的人感觉很凉爽，而有的人则汗流不止。还有一些小孩子在玩耍的时候明显比其他孩子出汗多，严重的时候甚至睡眠中也在不自觉地出汗。爱出汗是因为他们热吗？当然不是。肥胖的人大冬天爬个楼梯也会气喘吁吁，汗不自觉地流出来，自然不是因为热。"胖人易虚"，他们之所以比正常人易出汗，是因为肾气虚弱。肾气对体表具有统摄的作用，主管汗腺的开阖。肾气虚弱就像水龙头关不严，即便是处在不该出汗的环境，也会有汗液流出。

按揉肾顶穴有固表止汗、收敛元气的作用，对自汗、盗汗或大汗淋漓不止等症均有一定的疗效，特别是对于小孩子非常有效。《小儿推拿学概要》记载此穴："功用收敛元气，固表止汗。"

取穴要点：肾顶穴位于小指指端。

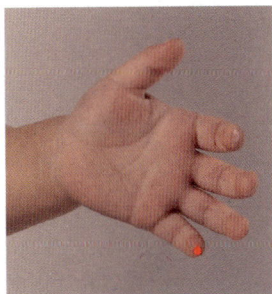

肾顶

肾顶穴位于小指指端。

具体的推拿方法是以中指或拇指指端揉肾顶穴，称揉肾顶，一般揉100～500次。如果是成年人的话，可以增至500～1000次。根据临床经验，一般连揉3天左右，就能拧紧人体的"水龙头"。

汗液在中医中也属于津液的范畴，在不该出汗的时候出汗，就是津液的一种浪费，所以我们一定要引起重视。

常按少府祛心火

中医上讲心为火脏。心在五脏六腑内的地位就像是天上的太阳，起着温煦身体，普照万物的作用。你看心脏外形，本身也非常像一团燃烧的火苗。也正因为心属火的特性，所以心火特别容易旺盛。

身体对内部气温的控制，就像是厨师做饭，需要时常控制着火候，稍有不慎火势变大，锅里的食物就会炒糊。如果心火火势太大，我们的舌头和额头就要遭殃了。

心开窍于舌，中医认为舌和心脏的关系最为密切，所以溃疡长在舌头上，通常认为是心脏有内火或是火毒。额头部分是心脏的反射区，心火旺盛成为火毒时，这个属地也会热得沸腾，于是此起彼伏地出现很多痘痘。因此，如果出现舌头肿痛、溃疡、水疱，或者是额头出痘痘，那就是心火烧得太旺了，应该及时灭心火。

少府穴是心火的"消防员"，是手少阴心经的穴位之一。少，阴也；

府，府宅也。该穴名意指本心经气血在此聚集。由心经传来的高热之气都会在这里暂时性聚集，刺激此穴可以发散心火，让心经的火热之气外散一部分，心火自然就降下来了。

取穴要点：位于手掌面，第4、5掌骨之间。取穴的时候手掌自然平伸，然后手指屈向掌心横纹握拳，当小指指尖触及的凹陷处即是此穴。

按摩少府穴的方法也非常简单，用自己的大拇指按压在少府穴上，点揉至少5分钟。因为中午11点到下午1点是心经当令，也是心火最为旺盛的时候，所以此时刺激少府穴最为有效。

需要提醒的是，如果上火了，点按穴位的同时，最好也能对症选择一些食疗方，比如能够泻心火的莲子、苦瓜、绿豆、菊花等，可以增强疗效。

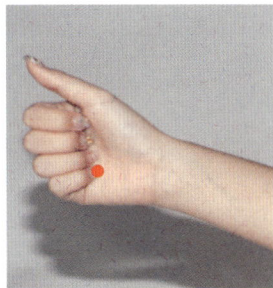

少　府

少府穴位于手掌面，第4、5掌骨之间。

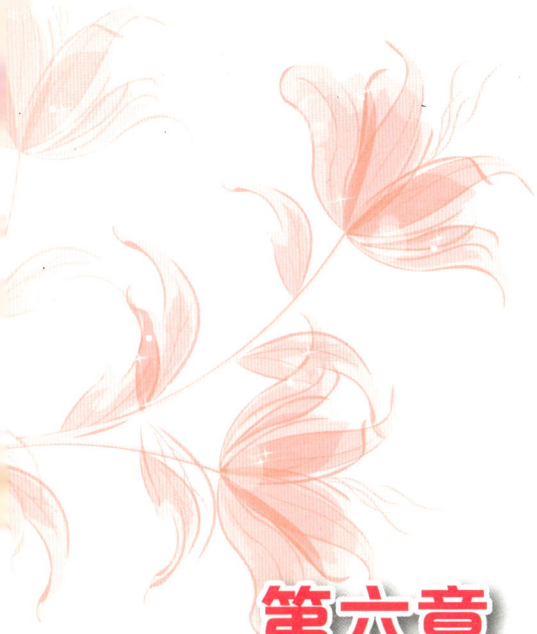

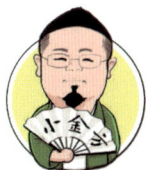

第六章
女性要和这些穴位交朋友

做人难，做女人更难！用穴位来多关心自己！你就会更加漂亮、健康、快乐！

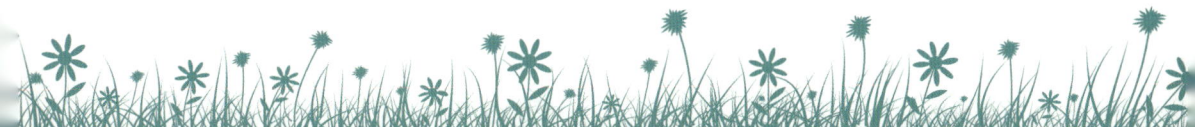

三阴交是“妇女之友”

　　中医上有“妇科三阴交”之说，民间也有“女人常按三阴交，终生美丽不显老”的说法。三阴交对女性来说是大补穴，又名“女三里”，意思是跟男人的大补穴“足三里”地位一样重要，是妇科病的万灵丹，一般妇科病都可以从三阴交治疗，经常按摩还可以美容养颜，延年益寿。

　　取穴要点：三阴交穴位于小腿内侧，踝关节上三寸，根据中医上“同身尺寸”理论，三寸也就是大约四横指的宽度。

　　三阴交，顾名思义就是身体有三条阴经在此交会，分别是足太阴脾经、足少阴肾经、足厥阴肝经。脾为后天之本，肾为先天之本，而肝主藏血，女子又以肝血为本，这“三本合一”，简直就是专门为女性设立的保健穴，用针灸按摩的方法刺激该穴，对女性的痛经、月经不调、内分泌失调等妇科病都有很好的调理作用。

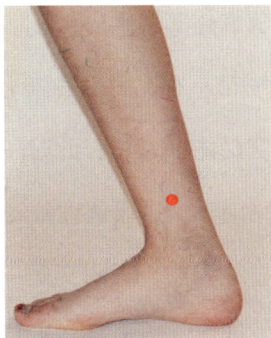

三阴交

三阴交穴位于小腿内侧，踝关节上三寸。

三阴交帮你平稳度过更年期

女子步入中年之后，会进入我们常说的更年期阶段，此阶段身体会出现内分泌失调，表现出盗汗、易怒、烦躁等症状，而如果年轻的时候坚持按摩三阴交的话，就可以平稳度过更年期。

因为三阴交在脚踝处，按摩所需要的时间又长，所以躬着身子直接用手按摩会非常累，这里教大家一个简易的按摩方法。

首先找一个乒乓球，然后在两腿上标记出三阴交的位置。随后将乒乓球放在标记的三阴交穴位处，用左右小腿将乒乓球夹紧，这样左右小腿的三阴就抵在了乒乓球上。最后，两小腿只要互相挤压乒乓球就可以起到按摩三阴交的目的了，而身体该干嘛干嘛，一点也不耽误学习和办公。三阴交只补不泄，所以按摩这个穴位在时间上要尽可能的长。

另外古代医家在长期实践的基础上，总结出不同时间按摩三阴交的最佳效果。中午11点按摩三阴交可以健脾。11点脾经当令，按揉左右三阴交各20分钟，可以将脾经里的湿热之气排泄出去，这样身体就不会出湿疹、荨麻疹等各种皮疹了。下午5～7点按摩三阴交最能补肾，此时肾经当令，按摩左右三阴交各20分钟，能够保养子宫和卵巢。晚上9～11点按摩三阴交最能补三焦，此时三焦经当令，按摩三阴交各20分钟，可以帮助三焦经络通畅，进而调理月经。

当然，三阴交是一个保健穴，对于一些病症，不要想着按一两次就能有效果，或者是三天打鱼两天晒网，一定要长期坚持才能看到效果。每天坚持按揉两条腿的三阴交穴各15分钟以上，就可以滴水穿石，积沙成丘。

不过需要注意的是三阴交虽然是"妇女之友"，但和合谷穴同为可导致流产的名穴，所以在怀孕期间，不要去按摩三阴交。

丰胸何必动刀子

做丰胸手术前要三思而行

对于一个女性来说，爱美之心，人皆有之。很多女人都希望自己拥有丰满的胸部，而讨厌被别人形容为"飞机场"。所以，越来越多的人走进美容院，进行丰胸手术，想通过整形来重塑自己的形体。

可是丰胸手术真的安全吗？新闻上频频曝光出那些因为丰胸而遭遇意外的案例，越是产生利益的地方越就容易存在混乱，所以在做丰胸手术前大家一定要三思而行。

乳根穴让乳房再生长

其实，对于丰胸欲望不是特别强烈的女性朋友而言，何必冒着动刀子的风险来追求丰满的胸部呢。如果胸部可塑性强，并不是很小、很平，通过穴位推拿的方式让自己的胸部再"百尺竿头，更进一步"，岂不是更好吗？

人的乳房部位就有一个可以促进乳房发育的穴位，它便是乳根穴。

取穴要点：乳根穴位于人体胸部，乳头直下，乳房根部，第5肋间隙，距前正中线旁开4寸。取穴的时候身体仰卧，拇指在乳房上，其余四指在乳房下，食指贴于乳房边缘，食指指腹处触及的部位便是此穴。

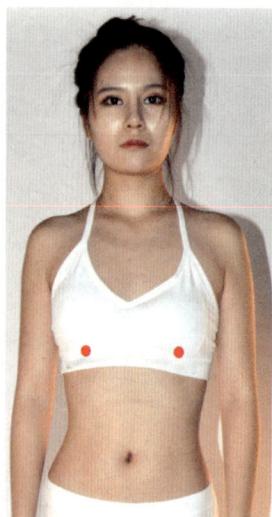

乳 根

乳根穴位于人体胸部，乳头直下，乳房根部，第5肋间隙，距前正中线旁开4寸。

"乳"指乳房，即此处穴位所在的部位；"根"就是"根本"的意思。乳根的意思就是说此穴位是乳房发育的根本。根壮则木粗，如果乳根穴发达，那么就不愁胸部长得不丰满。

其实胸部里边最主要的就是脂肪，所以你看肥胖的女性，胸部都比较大，而瘦下来后胸部也随着变小。脂肪在中医上属于"气血精微"物质，乳根穴是足阳明胃经穴位，按摩此穴可以让胃经滋养之气源源不断上输于乳房，从而促进乳房茁壮成长，起到丰胸的效果。

若想丰胸，可以每天自我按摩乳根穴。具体方法是身体仰卧或者正坐，轻举两手，手掌覆盖在乳房之上，大拇指在乳房上，其余四指在乳房下，用中指和无名指的指腹稍微用力按压穴位，有微微痛感即可，每天早晚各揉按1次，每次约3~5分钟。按摩的时候可以在乳房四周涂抹一点润滑油。当然通过按摩乳根穴丰胸需要一个长期坚持不懈的过程，相信只有肯下功夫，才能起到效果。

另外，《针灸甲乙经》上说："胸乳下满痛，膺肿，乳根主之。"乳根穴对于治疗和缓解乳房疾病也很有效果。现代快节奏的生活，以及由于生活水平的提高，大量食用高油脂饮食，致使成年女性患上乳腺增生、乳房纤维囊肿、乳腺癌的比率不断升高。每天花三分钟按摩乳根穴，既能使胸部的各种血凝气瘀得到缓解，又能对乳房起到良好的自我保健的作用。

膺窗穴可有效缓解经期乳房胀痛

成年女性在月经到来之前都会有信号提示，那便是乳房胀痛，而且一痛还痛上好几天。这是因为在月经周期期间，雄激素及孕激素浓度增高，抗利尿激素功能亢进，醛固酮分泌增多，使乳腺管扩张，上皮细胞增生肥大，乳腺管周围基质水肿引起压迫症状而出现疼痛。同时，乳腺幼稚纤维增加，淋巴细胞浸润，乳房增大，自身就会感到胀痛不适。

经期乳房胀痛虽然是正常的生理现象，但是月经的时候本来就情绪不佳，再加上乳房胀痛，会让身体和心理雪上加霜，甚至影响工作和生活状态。而且对于胀痛比较严重的女性来说，也是需要及时治疗的，否则就会愈来愈严重，久而久之容易导致其他病变，最常见的是乳腺增生、乳房纤维性肿瘤或囊肿。

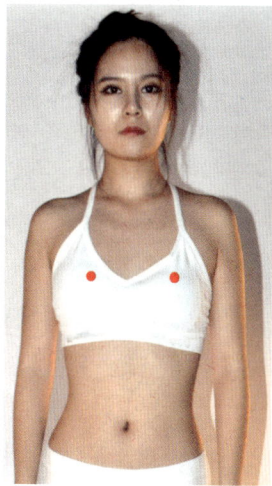

膺 窗

膺窗穴在人体胸部，第二和第三肋骨之间，在乳头中心线上距离乳头2指处。

其实，用膺窗穴可以有效缓解经前乳房不适。

取穴要点：在人体胸部，第二和第三肋骨之间，在乳头中心线上距离乳头2指处。

膺，胸也；窗，空孔也。本穴位处乳之上，胸之旁，有孔隙通道与胸腔内部相通，如胸腔与体表间气血物质交流的一个窗口，按摩此穴可以疏通经络，缓解乳房胀痛。

具体按摩的方法是用拇指指腹顶着膺窗穴，按压5秒，以感到酸痛感为度，然后慢慢松开，深呼吸5秒后继续重复以上动作，连续20次左右即可，每天可以做3～5遍。

女性月经期间一般情绪不佳，坏情绪会抑制肝疏泄气血的功能，肝郁则气滞，气滞则疼痛，所以情绪对于经期乳房也有影响作用，为避免经期乳房胀痛，保持良好的心理状态也是十分必要的。

腹部上的"痛经穴"一定要牢记

痛经对于广大女性来讲如同挥之不去的恶魔。每到月经周期都会随之而来，成为众多女性的难言之隐，严重影响了生活质量。

痛经主要是由于子宫内膜分泌的前列腺素过量。前列腺素虽然能促使子宫的肌肉和血管收缩，帮助经血排出，但若是分泌量过多，就会起到相反的效果，使子宫肌纤维发生强烈的痉挛性收缩，从而引起疼痛。所以痛经的时候人们会不自觉地用手揉自己的腹部，因为腹部的位置就是子宫的位置。通过这一推一揉，子宫肌纤维的痉挛就可以得到缓解。

当然这种大面积的推拿是一种模糊的治疗方法，俗话说"打蛇打七寸"，如果能找到子宫的"七寸"，就能大大增强疗效。

取穴要点：在人体下腹部，脐下4寸处左右，旁开正中线3寸的距离，各有一个子宫穴，它便是子宫的"七寸"所在。取穴的时候身体仰卧，将耻骨联合上缘连与肚脐线5等分，在连线上的1/5与4/5的交点处，旁开4横指处即是子宫穴。

子宫穴是脏器子宫的原穴，能够直接作用于子宫，可以调经止带，理气和血，升提下陷。临床上通过针刺和艾灸的方法刺激此穴，对于缓解痛经效果明显。

当然不管是针刺还是艾灸，对于大多数普通人来讲操作起来都有难度。别担心，用手点按推拿子宫穴代替针灸也可以起到类似针灸的效果。痛经的时候，可以用双手食指、中指同时按压住两旁子宫穴，稍加压力，缓缓点揉，以有酸胀感为度，一直揉到痛经的症状有所缓解为止。按揉之后可以喝一杯能够温暖子宫的红糖水或者是生姜水、大枣水。相信掌握了这个穴位，你就再也

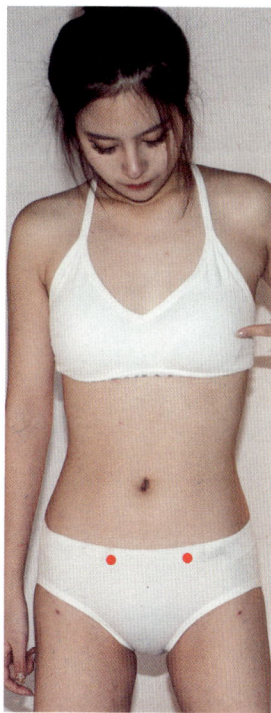

子　宫

子宫穴在人体下腹部，脐下4寸处左右，旁开正中线3寸的距离，各有一个子宫穴，它便是子宫的"七寸"所在。

不用随身带着痛经贴了。

多数人常以为子宫只是单纯孕育生命，负责传宗接代而已，但其实，女人的青春容颜、曼妙体态以及红润肌肤，都与子宫息息相关。子宫穴除了缓解痛经外，如果平时大家坚持按摩，对子宫的保养也非常有益处。

按摩子宫穴其实是举手之劳，每天晚上睡觉前，可以舒舒服服地躺在床上，先把双手搓热，双手相叠置于小腹中间，紧压腹部，慢慢按摩腹部，以每分钟10圈的频率操作5分钟。然后把双手置于左右两侧腹股沟，从上往下斜搓，也操作5分钟。最后再以上文中叙述的点按子宫穴的方法按摩子宫穴。这一套动作做完后就可以安安心心地睡觉了，子宫就在睡梦中得到了最好的呵护和保养。

用气海调任脉是女人的头等大事

武侠小说上经常会提到任督二脉，而且很多会提到打通任督二脉可增进武功，益寿延年，这任督二脉到底是什么，你们知道吗?

在中医经络学说中，人体有十二经脉、奇经八脉和十五络脉，经络是运行气血、联系脏腑和体表及全身各部的通道，是人体功能的调控系统，任督二脉为阴阳诸经之纲领，对十二经气血起着主导、溢蓄调节作用。

任脉主血，督脉主气，为人体经络主脉。故中医有"任督二脉若通，则八脉通；八脉通，则百脉通"的说法。"任脉妊养一身之阴经，督脉总督一身之阳气"，故男人养阳先要养好督脉，女人养阴就要先养好任脉。

古人在给经络命名的时候就考虑到了这一层含义，任，有担任、妊娠的意思，说明任脉与女性关系密切，养好任脉是女子的头等大事。

任脉循行于腹部正中，先从胞中出来以后，经过会阴穴，往前往上走经过腹部、胸部，一直往上，到达喉咙处，然后再环绕嘴唇一周，再继续往上行走，到眼眶底下散开。这么长的一条经络，我们该如何调养呢？

在任脉的循行路线上，有一个很重要的穴位叫气海穴。气便是任脉之气，海即大也。气海穴意思即是任脉之气在此聚集，刺激此穴可以调理任脉，生发阳气。

取穴要点：气海穴位于人体下腹部，体前正中线，脐下1寸半，肚脐下两指宽处。取穴的时候身体平卧，将肚脐与耻骨上方连成一条直线，并将其十等分，靠近肚脐十分之三的位置即为气海穴。

具体按摩方是先以右掌心紧贴于气海的位置，照顺时针方向分小圈、中圈、大圈按摩100～200次；再以左掌心，用逆时针方向，如前法按摩100～200次，按摩至有热感即可。

《黄帝内经》中记载："七七，任脉虚，太冲脉衰少，天癸竭，地道不通，故形坏而

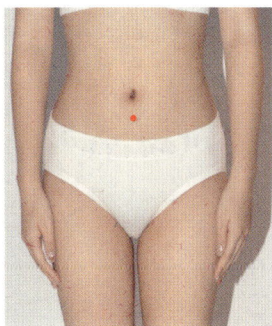

气　海

气海穴位于人体下腹部，体前正中线，脐下1寸半，肚脐下两指宽处。

无子也。"任脉对于女性的生长发育起着关键性作用，任脉虚则开始衰老，任脉充盈则青春常在。特别是人的面部是任脉的循环之处，我们看女性面色的好坏就知道任脉的充盈程度，一般面色的枯槁，则说明任脉的气血衰弱。

所以通过按摩气海穴调理任脉对女性来说是美容养颜、延缓衰老的重要办法。气海穴就是女性的保健护理穴，每天按摩就像是每天吃补药一样有效。而且女性在结束分娩之后不仅身体变得非常的疲惫，同时任脉气血的亏损也是比较严重的。这个时候除了在饮食方面多吃一些具有滋补身体作用的食材外，还应该对气海穴进行按摩，能够有效地滋补身体的亏损情况，令身体快速地恢复健康。

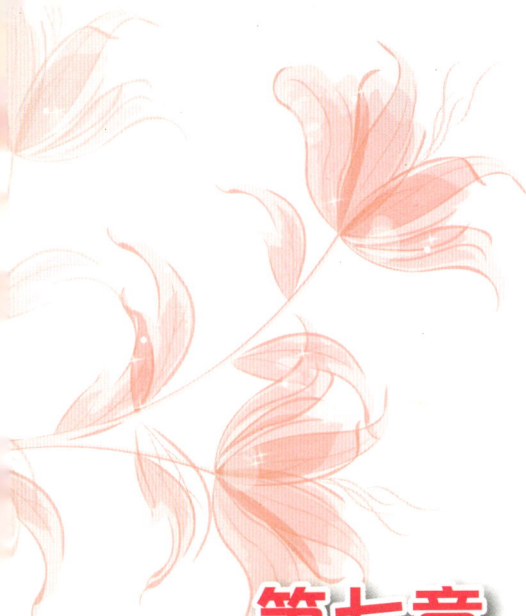

第七章

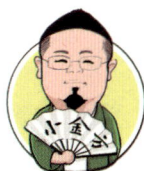

养好肺，活百岁

我说的这些穴位就是我的"肺腑之言"，因为有缘，我讲给你听！

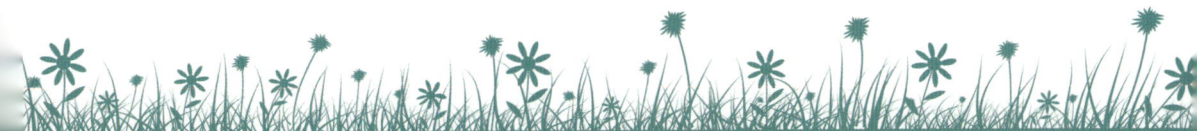

六分钟的止咳穴

咳嗽是一种常见的呼吸道疾病，一般多发于寒热交接，气温骤降的时候。

中医认为肺主呼吸，以降为顺。肺气有宣发和肃降两种气机运动，宣发就是向四周发散，肃降就是向下沉降。那有人会问，为什么肺气不往上走呢？因为如果肺气往上走的话，人就会出现咳嗽。肺气上逆，冲击气道，进而发出咳声，所以咳嗽的主要病机是肺的气机运动失常。张景岳在著作《景岳全书·咳嗽》中也说："咳证虽多，无非肺病。"肺主气，其位最高，为五脏之华盖，肺又开窍于鼻，外合皮毛，故肺最易受外感、内伤之邪。因此，一旦外界气温发生变化，娇弱的肺脏就会失于肃降，肺气不清。

咳嗽没完没了非常难受，严重的时候每到晚上就咳嗽得睡不着觉。如何能够快速止咳，让肺气气机归于正常呢？人体上有一个六分钟就能止咳的穴位，便是天突穴。

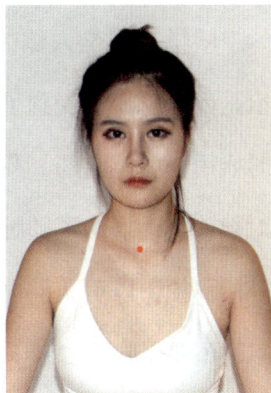

天　突

天突穴位于颈部，当前正中线上，胸骨上窝中央，在左右胸锁乳突肌之间。

取穴要点：天突穴位于颈部，当前正中线上，胸骨上窝中央，在左右胸锁乳突肌之间。取穴的时候正坐，头部微微仰起，身体正中线，胸骨上窝中央凹陷处即为此穴。

天突穴别称玉户，直白一点说就是我们的胸腔开在外面的一个"烟囟"，是气机出入的通道，宽胸理气，通利气道，降痰宣肺，刺激这个穴位能够快速止咳。具体按摩方法是拇指垂直于胸部按压，先用指尖抵在穴位上往下按压3分钟，每次按压停留10秒，随后再往上按压3分钟，同样是每次按压都保持10秒。咳嗽的时候不妨试试这个按摩手法，注意按压的时候不要太过于用力，以免压迫喉管，引起呕吐。

除了按摩之外，晚上睡觉的时候可以用温灸法刺激，方法是用一个小棉布袋，里面装满黄豆，然后将布袋缝紧，使用前放在微波炉里加热2分钟，随后趁热放在天突穴上。最后用一根绳子固定住，一边温灸，一边还可以配合手指按摩，而且在黄豆的滚动下可以很好地刺激穴位。这是一种简便的温灸方法，这个方法对于那些晚上咳嗽睡不着觉的患者很有帮助。

咳嗽其实是人体的一种防御机制，虽然在自身感觉上不舒服，但它恰是证明身体遭受到了病邪的侵扰，相当于给我们拉防空警报。如果这个时候用一些镇咳药，我们从思想上会放松警惕，这样病邪进一步深入，到时候就真的损伤了肺脏。而且经常吃药打针对人体副作用极大，会加重肾脏的负担，以后我们再发生咳嗽的时候，就可以用穴位按摩的方法治疗咳嗽，不要受吃药之苦了。

肺为娇脏要常补——"补肺穴"

中医上有"肺为娇脏"之说。意思指肺脏在所有脏器中是最为娇弱的，需要特别的呵护和保养。

当然肺的娇弱是与其他脏器相比较而言的，就其生理功能而言，它可一点也不娇弱。你们看肺的位置就像一个大雨伞一样，遮盖住身体其他脏器，为它们遮风挡雨。因为它暴露在最外边，就像门口站岗的保安，一旦出现治安问题总是先从在他们身上起冲突，任何的风吹草动都会直接影响到它，所以就给人娇弱的感觉。肺合皮毛，易受外邪侵袭，故在五脏病变中，仅肺有表证。由此可见，肺脏的娇弱是由于它承担的责任比较大。

不过就每个人的体质而言，肺娇弱的程度也是不一样的。感冒对成年人可能不是问题，扛一扛就过去了。但是对于一些特殊的人群，如肺气虚的小儿要特别注意。所以，小孩子们特别容易感冒、咳嗽，患肺炎。孩子身上有不少能补肺的穴位，父母们经常给孩子按摩，增强一下肺气，孩子肺就不会那么娇嫩了。

大椎穴

取穴要点：位于第7颈椎棘突下凹陷中。这个穴很好找，我们低下头，脖子后面那个凸起下面的凹陷处就是大椎穴。

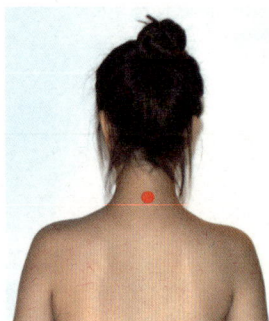

大　椎

大椎穴位于第7颈椎棘突下凹陷中。

大椎穴为督脉之要穴，手足三阳经外散于背部的阳气在此穴汇聚，穴内的阳气充足满盛如椎般坚实，故名大椎。它是人体所有阳经气血汇聚的地方，具有统率和督促全身阳经脉气的作用，是调整全身功能的重要穴位之一。按摩此穴可以振奋人体的阳气，当然也包括肺气以抵御外邪。

家长给孩子按摩大椎穴时可以用食指和中指或其中一指着力于大椎穴上，做轻柔缓和的环旋揉动，反复操作5～10分钟；或者是用拍打法，将食、中、无名指及小指并拢后拍打大椎穴，反复操作5～10分钟。两种方法可以交替进行，每天做3遍，早中晚各做1遍。

还有一个比较偷懒的方法，就是取一个小热水袋，装上70℃左右的热水（温度以孩子耐受度为准），热敷颈后大椎穴，持续半小时。

定喘穴

有句古话叫"内科不治喘，外科不治癣"，意思是这两种病都比较难治，容易复发，短期治疗效果不大，必须长期坚持，久久为功。

但如果要长期治疗的话，总不能让孩子变成个"药罐子"吧。咳嗽和哮喘其实都是因为肺气虚，而哮喘的孩子则是先天肺气虚弱。如果不想长期靠药物维持，可以采用对身体没有副作用的穴位按摩。

取穴要点：定喘穴在人体背部，第七颈椎棘突下，旁开0.5寸处。取这个穴位的时候要先找到大椎穴，以大拇指指关节横纹中点压在大椎穴上，其两侧纹头边缘所在处即是本穴。

"定"指安定或平定，"喘"指咳喘、哮喘。定喘穴听名字就知道此穴具有止咳平喘、通宣理肺之功效。按摩定喘穴的手法非常简单，就是用大拇指指腹推按定喘穴1～3分钟。唯一的难度就是要长期坚持，对于平常容易哮喘、支气管炎、肺炎的孩子都有非常好的保健效果。

风门穴

《针灸甲乙经》云："风眩头痛，鼻不利，时嚏，清涕自出，风门主之。"

取穴要点：风门穴位于背部，当第2胸椎棘突下，旁开1.5寸。这个穴位也很好找，依然以大椎穴为参考物，往下数第二个凹陷然后旁开2指宽度左右各有一个。

风门，即风出入的门户。此处的风有气血生化的风，也包括外界异常的风。肺合皮毛，风邪最易侵犯肺脏。生活中孩子出现的上呼吸道感染都是因为气温变化，风邪侵扰，按揉风门穴就能起到祛风散邪、缓解症状的作用。

按摩风门穴需要孩子进行配合。首先让孩子深呼吸，在气止时用食指强力按压穴位，再缓缓

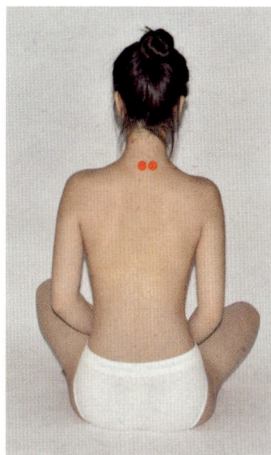

定 喘

定喘穴在人体背部，第七颈椎棘突下，旁开0.5寸处。

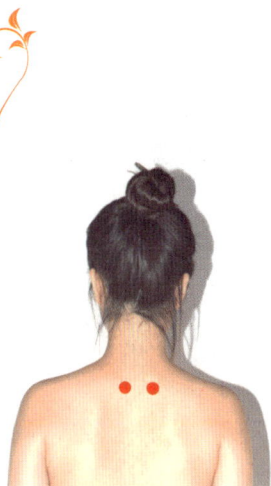

风 门

风门穴位于背部，当第2胸椎棘突下，旁开1.5寸。

吐气。经6秒钟后，再慢慢地松手。以此要领重复做10～30次。稍微大一点的孩子，可以让其自行操作。当孩子感冒、头疼、鼻子不透气、流清水鼻涕的时候，都可以按这个穴位。

肺俞穴

肺俞穴为足太阳经背部的腧穴，俞同输，因其内应肺脏，是肺气转输、输注之处，故名肺俞。

《针灸甲乙经》上说："肺气热，呼吸不得卧，上气呕沫，喘气相追逐，胸满胁膺急，息难……肺俞主之。"此穴是治疗肺脏疾病的重要腧穴，按摩它可以补肺润燥，止咳平喘，通俗地讲就是它可以增加肺功能。

取穴要点：肺俞穴位于第三胸椎棘突旁开1.5寸处。取穴的时候先找到颈项部最突出的棘突，即第7颈椎棘突。向下沿棘突逐个触摸至第3胸椎棘突下，旁开2横指宽度就是肺俞穴，左右各有一个。

按摩的时候，让孩子俯卧在床上，然后家长以大拇指指腹分别按压在两侧肺俞穴上，点揉5～10分钟即可。

肩胛骨

取穴要点：肩胛骨位于胸廓的后面，是倒置

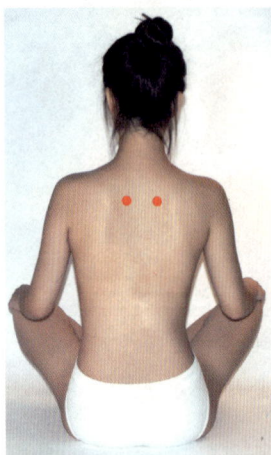

肺　俞

肺俞穴位于第三胸椎棘突旁开1.5寸处。

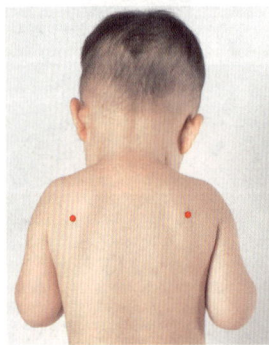

肩胛骨

肩胛骨位于胸廓的后面，是倒置的三角形扁骨。

的三角形扁骨。

在小儿推拿上，有一个叫"分推肩胛骨"的手法，能够治疗各种咳嗽。具体方法就是家长用大拇指沿着孩子背部肩胛骨的那两个弧，从上往下推就是分推肩胛骨了。操作的时候注意手法要轻柔，速度要缓慢，用力要渗透，在分推的过程中可以同时顺便刺激周围的肩井穴、风门穴、肺俞穴，分推的次数应不少于200次。如果孩子出现咳嗽，不管是什么类型的咳嗽，都可以用分推肩胛骨的手法进行快速止咳。

肺就是我们身体五脏六腑的门户，为我们守护健康和安全的警卫，风吹雨淋，非常辛苦，所以要好好地保护好肺脏，不能自毁长城。

止咳通便的特效穴——太白穴

不知道大家有没有这样的经历，就是咳嗽时间久了，不但人的上半身出问题，下半身也跟着出问题，竟然连排便也不正常了，出现了排便不畅。这又是咳嗽，又是便秘的，着实令人难受。

此时的便秘并不是因为实热上火而导致排便不畅，如果你吃一些果导片、番泻叶的泻药，就会适得其反，更排不出便了。这是因为此类便秘属于气虚便秘，排便的时候需要身体憋一股劲，然后运用内力用气推动大肠里的粪便，才能将其排出体外，所以排便是一件力气活，气不足就排便无力。

《素问·五脏生成》说："诸气者，皆属于肺。"肺主一身之气，咳

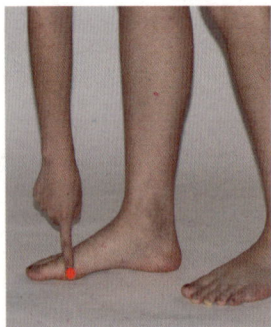

太　白

太白穴位于足内侧缘，第1跖趾关节后下方赤白肉际凹陷处。

嗽耗损的是肺气，时间久了肺气蓄量不足，自然无多余的气去接济大肠排便。而且在脏腑关系上，肺与大肠通过经络互相络属，构成表里关系，在生理病理上互相影响。若肺气肃降正常，则大肠传导正常，大便通畅；若肺失肃降，津液不能下达，则大便秘结；反之，若大肠实热，腑气不通，也可影响肺气不利而咳喘。

既要止咳，又要通便，两个拳头去打人，力量就会被分散，如何一招就能解决所有问题呢？

取穴要点：太白穴位于足内侧缘，第1跖趾关节后下方赤白肉际凹陷处。取穴的时候可采用仰卧或正坐，平放足底的姿势，足内侧方向，用手摸第一跖骨小头后下方能感觉到有凹陷，此处即为太白穴。

太，大也；白，肺之色也，气也。太白穴虽然是脾经的输穴，但是脾经之气在此吸热蒸升，化为肺金之气，又直接作用于肺。所以此穴既能管呼吸系统疾病，又能管消化系统疾病，既能补肺止咳，又能补脾通便。

按摩的时候一条腿伸直坐下，把对侧脚搭在伸直腿的膝盖上。一只手固定住踝部，另一只手用拇指以太白穴为中心从足尖向脚跟慢慢地平推，每次平推30～50次，然后再换成另一侧进行，练习坚持2～3天就能起到效果。

揉迎香穴，让鼻子更加灵敏

鼻子是肺的外窍，同时也是嗅觉器官。《黄帝内经》上说："心肺有病，鼻为之不利。"

所以感冒的时候，鼻子堵塞不通，嗅觉也会失灵，不闻香臭。嗅觉不灵敏，人生就会失去许多乐趣，花草、美食的味道都离我们远去。

迎香穴具有疏散风热、通利鼻窍的作用。迎即迎接，香即香气，此穴善治鼻病，能恢复人体嗅觉，故名为迎香。

取穴要点：迎香穴位于鼻翼外缘中点旁开，当鼻唇沟中点的位置。

《玉龙歌》上记载："不闻香臭从何治，迎香两穴可堪攻。"本穴属大肠经而位近鼻窍，有宣肺通窍之功。肺开窍于鼻，与大肠相表里。鼻塞得通，则为香为臭自可迎而知之。所以，临床上经常用迎香穴来治疗鼻病及嗅觉不敏，效果极好。具体按摩的方法是用食指指端垂直按压迎香，每次1~3分钟，能使鼻子保持舒畅，对肺

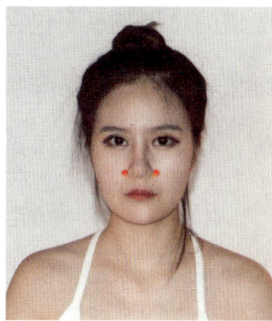

迎　香

迎香穴位于鼻翼外缘中点旁开，当鼻唇沟中点的位置。

部也有很好的保健作用，可预防肺病。或者是用拇指外侧沿笑纹及鼻子两侧，做上下、呈正三角形方向按摩，每次1～3分钟。两种按摩方法操作完后，都要再喝1杯热开水以增强疗效。

感冒鼻塞的时候比较难受，晚上睡不着觉，此时也可以用迎香穴配合印堂穴缓解症状，印堂穴在左右眉头间的中央，将中指指腹按在印堂穴上，稍用力往上推，再缓慢往下压。两者穴位交替进行，躺在床上按摩10分钟左右，鼻塞就会得到缓解，睡觉的障碍就能扫除了。

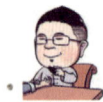

祛痰第一穴——丰隆穴

身体偶感风寒，咳嗽之余，喉咙里总能出现痰液，此时形成的痰是呼吸道的垃圾，里面包含着我们自身分泌的黏液和吸进肺里的灰尘、烟尘、细菌、病毒，以及呼吸道和肺里的脱落细胞、坏死组织、血细胞、脓性物等，频频生痰对身体并无好处。

中医认为痰属水液，是人体水液代谢出现故障的产物，它的产生主要与肺和脾关系密切。中医上有"脾为生痰之源""肺为贮痰之器"之说。痰从肺出，但肺本身并不生痰，而是由脾生的。水谷入胃后，对人体有生理作用的津液浮游涌溢，输注于脾，通过脾的运化作用，布散到全身。其中一部分津液上输于肺，通过肺气的肃降作用，使三焦水道通调，水液得以下输至膀胱。

如果风邪犯肺，就会影响脏腑整体的气机运动。首先是脾的运化功能受到影响，布散津液就会不利，津液内停形成痰液。然后是肺气的肃降作用受到影响，气逆则咳痰。

古人说"痰多宜向丰隆寻"，丰隆穴是人体祛痰的要穴，它归属于足阳明胃经，为足阳明胃经别走足太阴脾经之络穴，具有疏经活络、化痰定喘、清热通腑、健脾和胃的作用。

取穴要点：丰隆穴位于小腿外侧，外踝尖上8寸，胫骨前肌外缘，条口旁开1寸处。取穴的时候正坐屈膝，先从腿的外侧找到膝眼和外踝这两个点，在它们之间连成一条线，然后取这条线的中点，接下来找到腿上的胫骨，胫骨前缘外侧1.5寸，大约是两指的宽度，和刚才那个中点平齐，这个地方就是丰隆穴。

如果喉咙有痰，或者感觉有痰却咳不出、咽不下，这就是无形之痰，都可以按摩丰隆穴以祛痰、化痰。按摩的时候用拇指指腹着力于丰隆穴之上，垂直用力，向下按压，按而揉之，并屈伸活动踝关节，让刺激充分达到肌肉组织的深层，产生酸、麻、胀、痛、热和走窜等感觉，持续数秒后，渐渐放松。如此反复操作数次，左右交替，每次每穴按压5～10分钟就能明显感觉到效果。

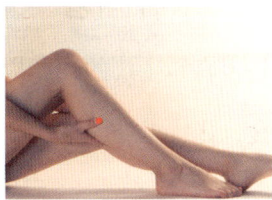

丰　隆

丰隆穴位于小腿外侧，外踝尖上8寸，胫骨前肌外缘，条口旁开1寸处。

中医上有"百病皆有痰作祟"之说，我们平常所理解的痰，即呼吸系统的分泌物，是中医广义之痰的一种，触之可及，听之有声。而身体内津液输布失常，水液聚集凝结而形成的一种黏稠的、有害的液体，它虽然看不见，摸不到，但也属于"痰"的一种。而且无形之痰较与有形之痰更加可怕，因为它藏在身体脏腑里边，随着气血的运行走到哪里，哪里就会出现问题，如高血压、中风、肿瘤等，这些都是痰邪作祟而成的病理产物。所以，我们不止要在咳嗽的时候祛有形之痰，平常的时候也要多利用丰隆穴祛无形之痰。

另外古话说："鱼生火，肉生痰。"肉吃多了，尤其是猪肉吃多了是很容易生痰的，所以平常应少吃肉，多吃些清淡的食品，保证健康的饮食，让痰无处可生。

鼻通穴通鼻塞

鼻塞是生活中常见的病症，各类上呼吸道炎症都会引起鼻腔黏膜充血，呼吸道变窄，进而导致鼻塞不通，呼吸不畅。

别看鼻塞是小毛病，但是鼻炎患者都理解它的痛苦。白天鼻塞不通还可以忍受，但到了晚上睡觉的时候，鼻子不通气就会严重影响睡眠，造成失眠或者睡眠质量下降，甚至还会导致呼吸困难，在睡眠中引发睡眠呼吸暂停综合征。

要让鼻子"通"起来，妙药就在你的鼻子旁边找，那就是鼻通穴。

取穴要点：鼻通穴在鼻孔两侧，鼻唇沟上。取穴的时候患者呈仰靠坐位，在鼻翼软骨与鼻甲的交界处，近处鼻唇沟上端即为此穴。

此穴属于经外奇穴，因为不属于十二条正经上的穴位，所以一定要有独特的功效，古人才会为它单独设立穴位。而鼻通穴，顾名思义就是一个让鼻子通畅起来的穴位，说明它对于鼻塞不通有独特的疗效。如果鼻塞不通，可以用食指或中指端在鼻通穴处进行揉按或顶按1分钟，有通窍利鼻的作用。

另外，在鼻通穴下边还有一个穴位叫迎香穴，此穴前文讲过，也有清肺利窍的作用，在点揉鼻通穴的时候可以顺便刺激一下两侧的迎香穴，能够增强疗效。

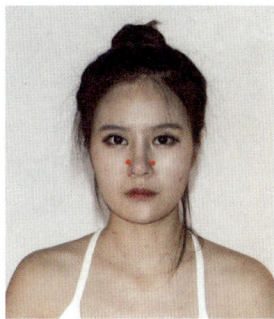

鼻　通

鼻通穴在鼻孔两侧，鼻唇沟上。

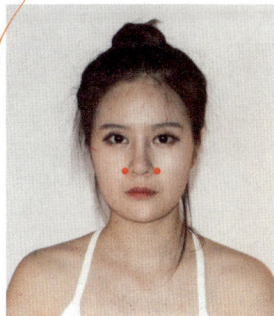

迎　香

迎香穴位于鼻翼外缘中点旁开，当鼻唇沟中点的位置。

身体上的下气穴——膈俞穴

肺司呼吸，主一身之气。肺一旦受到侵犯，宣发肃降的功能失常，那其他脏腑之气的运行也会受到影响。

比如说胃气，胃气以降为顺，平时是往下走的，如果受到肺气影响打乱了运行规律，变成往上走，就会出现呃逆不止的现象。所以，当人们猛然由温暖的地方转换到寒冷的地方，就特别容易出现打嗝。打嗝在本质上就是因为气机失常，而身体上有个"下气穴"，它便是膈俞穴。此穴理气宽胸，活血通脉。打嗝的时候按摩膈俞穴，就可以将往上走的气扭转为往下走。

取穴要点：膈俞穴位于背中，当第7胸椎棘突下，旁开1.5寸处。取穴的时候，我们背过手，可以摸到在肩胛骨和脊椎骨之间有凹陷，这个地方就是膈俞穴的位置，而且左右各有一个。

因为此穴在人体背部，所以具体按摩的时候需要另外一个人配合。患者取俯卧位，操作者双

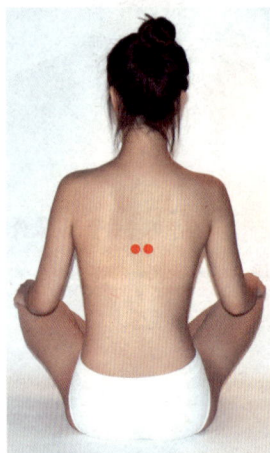

膈　俞

膈俞穴位于背中，当第7胸椎棘突下，旁开1.5寸处。

手拇指指腹分别按揉两侧的膈俞穴。按揉的手法要均匀、柔和，以局部有酸痛感为佳。早晚各1次，每次按揉2~3分钟，两侧膈俞穴要同时按揉。

按摩完之后，再喝一杯温开水，喝的时候有一个技巧，就是将身体弯腰至90°时，大口猛喝。因为胃部离膈肌较近，可从内部温暖膈肌，在弯腰时，内脏还会对膈肌起到按摩作用，缓解膈肌痉挛，瞬间达到止嗝的目的。

有句话叫"气顺则百病不生"，人体内的气机运动如同城市里正常行使的交通网，虽然车水马龙，但井然有序。如果红绿灯失常，运行混乱，那城市就乱成了一锅粥了，身体就会出问题。所以膈俞穴还可以作为我们平时的保健穴，有事没事就多按按，将身体的气血理顺，就不会生病了。

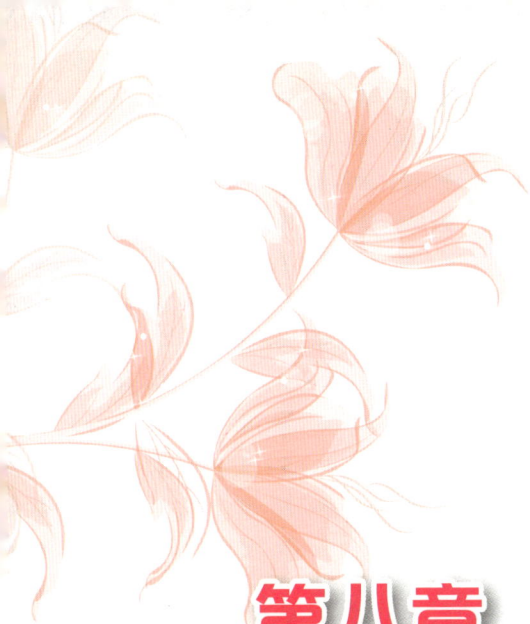

第八章

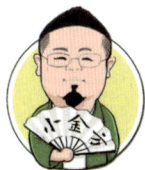

宝妈们的秘密武器

如果你还不动起手来给孩子按摩的话，就想想全家总动员带孩子上医院的情景吧！

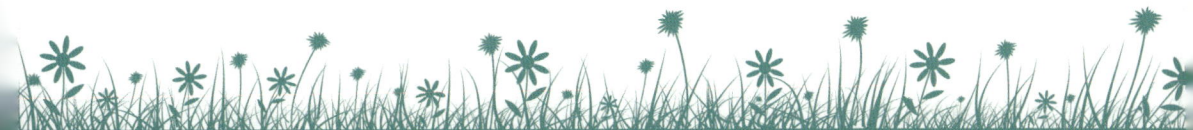

让宝宝爱吃饭的 "吃饭穴"

中医论吃饭的重要性

俗话说："人是铁，饭是钢，一顿不吃饿得慌。"饭是人体能量的源泉，就像汽油对于汽车一样重要。

中医认为身体的气血津液是营养脏器组织，维持生命活动的主要能量物质。而气血的来源就是人们日常所摄入的饮食水谷。《四圣心源·精华滋生》上记载："水谷入胃，脾阳磨化，渣滓下传，而为粪溺，精华上奉，而变气血。"

一顿美食的作用不止是满足味蕾，更重要是，食物在进入肠胃后经过消化分解成为支持生命新陈代谢的重要原料、营养物质，即为津液。随后，由食物所化的津液通过经络渗入血脉之中，成为化生血液的基本成分之一。

日常饮食的水谷化为津液，津液使血液充盈，并濡养和滑利血脉，反过来又促进血液环流不息，保证生命的血液川流不息。这便是食物在身体运行的全过程，了解了这一点，你们还觉得吃饭是件小事吗？

老人们常说"吃得好才能身体棒"，就是这个道理。只有能吃、会吃，气血才能生化有源，身体正气才能充沛，并足以抵御外邪。

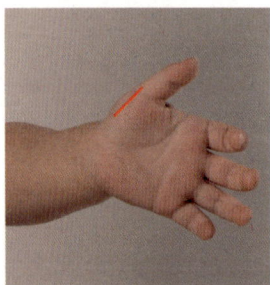

胃　经

胃经穴位于小儿拇指掌面第二节，或者说是近掌端的第一节，自腕横纹至拇指指根部，外侧缘赤白肉处。

孩子不吃饭，宝妈帮按按这几个穴位

孩子不爱吃饭，一直都是困扰诸多家长们的大事。不少家庭每当孩子吃饭的时候，都如同爆发了战争，爷爷奶奶、爸爸妈妈齐上阵。孩子食欲不振，吃得少，就会影响营养摄入，孩子的生长发育受阻，身体对外界病邪的抵抗力也会随之下降。

为什么同样的外界环境，有的孩子生病，有的孩子则没一点事，原因就在"吃饭"这件事上，爱吃饭的孩子和不爱吃饭的孩子就发生了差距。脾主运化，胃主收纳，一个管"想吃"，一个管"能吃"，如果脾胃健运，那孩子既想吃，又能吃。所以，如果孩子不爱吃饭，宝妈们不用担心，身体上就有几个增强脾胃动力的穴位，也是身体的"吃饭穴"。

胃经穴

脾胃为后天之本，因为人体摄入的饮食水谷都赖于脾胃的运化，故而脾胃功能的好坏于我们的身体健康是很重要的。成人都要注意养护自己的脾胃，小儿更是如此，况且小儿脾胃功能发育不完全，很容易受到损伤，很多孩子不爱吃饭就是因为脾胃不好。

想让孩子吃嘛嘛香，可以补胃经穴。《推拿三字经》中记载"（胃经穴）大指根，震艮连，黄白皮，真穴详，俱此方，向外推，立愈羔。"胃经穴不是一个点，而是一条经络走向，适用于小儿推拿。

取穴要点：胃经穴位于小儿拇指掌面第二节，或者说是近掌端的第一节，自腕横纹至拇指指根部，外侧缘赤白肉处。

具体推拿方法是家长用自己的拇指螺纹面自孩子的大拇指指根向腕横纹方向直推，一般要推100～500次，此为补胃经，可以增强胃动力。

另外，近几年我们的生活质量显著提高了，做父母的都是拿最好的东西给孩子，但是喂养孩子的食物如果超出了孩子脾胃功能的运化能力，就会成为孩子的负担。这样的话，孩子也会出现食欲不振的症状，主要表现为口臭、口疮、口渴、便秘等，这个时候就该"清胃经"，给胃减减负，而不是"补胃经"。

清胃经的手法和补胃经的手法相反，家长用自己的拇指螺纹面自腕横纹向大拇指指根的方向直推，同样是推100～500次。

注意两者在手法上的区别，清胃经要求手法轻快，补胃经手法则应柔缓。给宝宝推拿时，可蘸用清水辅助清热，也可用婴儿油、爽身粉作为润滑介质，减轻皮肤直接接触时的涩滞感，便于操作。

四缝穴

四缝穴是经外奇穴，主治小儿疳积。小儿疳积多因饮食不节，乳食喂养不当，损伤脾胃，运化失职，气血精微不能濡养脏腑导致营养不足。现在的孩子多数是由于家长太娇惯，放任孩子吃一些零食，这些食物、饮料等不耐消化，致使孩子到了饭点就没有食欲，不好好吃饭。这一类孩子如果针刺四缝穴的话，流出来的血液颜色发黑、偏暗。

对于这种情况造成的食欲不振，首先要杜绝孩子吃零食，然后在小儿推拿上，有一个手法叫掐四缝。"四"指的是数量，除拇指外其余四指均

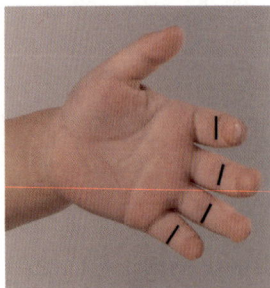

四 缝

四缝穴位于孩子第2指至第5指掌面，第1、2节横纹中央。

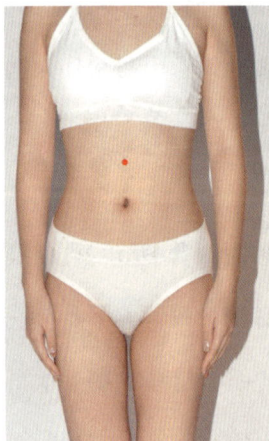

中 脘

中脘穴位于人体上腹部，前正中线上，当脐中上4寸。

有一个穴位点，"缝"是指骨关节横纹缝，一手四穴，故名四缝。

取穴要点：四缝穴位于孩子第2指至第5指掌面，第1、2节横纹中央。

掐四缝的具体方法是用拇指甲逐个掐揉本穴，可掐1次揉3次，约掐5～7次，可以起到理中行气、化积消胀的效果。

中脘穴

中脘穴是胃经募穴，主治消化系统疾病。脘，空腔也，意指胃脘。此穴为胃的精气反应在胸腹部的特殊部位，所以中脘是胃的募穴。中医推拿上经常用摩中脘的方法健脾益胃，提高脾胃的消化能力，消化好了，孩子自然就饿得快，吃得多。如果孩子胃口不好，不妨试试摩中脘法。

取穴要点：中脘穴位于人体上腹部，前正中线上，当脐中上4寸。取穴时可采用仰卧的姿势，胸骨下端和肚脐连接线中点即为此穴，找起来还是非常简单的。

具体按摩方法是用手掌放在宝宝的上腹部，以中脘穴为中心，按顺时针摩中脘穴10～30分钟。

板门穴

板门穴是小儿推拿治疗消化系统疾病的常用穴，也只有揉小儿的板门穴，才能起到健脾和胃、消食化滞的功效。板门穴最早记载于《小儿按摩经》："揉板门，治气促，气吼，气痛，呕胀，除疳积。"它被历代中医大夫称之为"脾胃之门"。

取穴要点：板门位于肌肉丰厚的大鱼际处。取穴的时候手掌平摊，大拇指靠近其他四指，大鱼际隆起的位置就是此穴。

按摩操作也非常简单。具体按摩方法是家长左手握住小儿的手指，用右手拇指蘸滑石粉或者是爽身粉按揉板门穴。按揉时，先顺时针按揉2～3分钟，然后再逆时针按揉2～3分钟，可调整脾胃功能。

内八卦

内八卦穴是小儿推拿中的临床常用穴位之一，具有宽胸利膈、理气化痰、行滞消食的作用。

取穴要点：八卦穴在手掌面，掌心的周边。取穴的时候以掌心（劳宫穴）为圆心，以圆心至中指根横纹内2/3和外1/3交界点为半径画一圆，八卦穴即在此圆上。

按摩内八卦的具体方法是家长以右手食、中二指夹住患儿拇指，将小儿掌心向上，家长再以左手拇指放在小儿手心离位处，用右手拇指指腹运内八卦，顺时针为顺运，逆时针为逆运，运100～300次。

根据推拿学中"顺补逆泻"的原理，如果

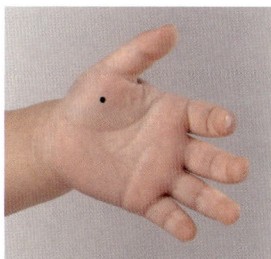

板门穴

板门穴位于肌肉丰厚的大鱼际处。

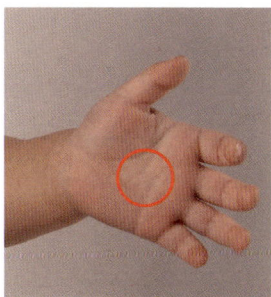

内八卦

内八卦穴在手掌面，掌心的周边。

是脾胃虚弱，小儿大便稀、拉肚子可以选择顺运，如果是口臭、打嗝、便秘，就选择逆运。

现在社会的生活水平提高了，已经过了缺衣少食的年代，所以更不能亏待自己的孩子。但是"纵使家有余粮万千，孩子不吃一口也是愁人"，这时不妨给多孩子按按身体上的"吃饭穴"，从根本上调理孩子娇弱的脾胃。

想要孩子长高个，就按"长高穴"

莫让孩子错过长高的最佳时期

每位父母都希望自己的孩子不但学习好，而且长得高。身高自古以来就是中国人审美的重要标准，如果个子低，就会被人耻笑，比如说武大郎。现代社会的男女在相亲时，身高肯定也会被纳入父母的盘问之列。

谚语说"爹矬矬一个，娘矬矬一窝"，父母个子矮，生的孩子就一定矮吗？人的身高"三分天注定，七分靠打拼"，孩子的生长发育受先天的遗传和后天的营养、体育锻炼及各种生活条件因素共同影响。虽然遗传在诸多因素中决定了孩子身高所处的"起点"，但是后天的努力才会决定孩子身高的"终点"。

研究显示在孩子生长发育期间，特别是人体两次生长发育的高峰期内，保证供给质优量足的营养，维持维生素和矿物质（钙、磷、锌等）平衡是非常重要的，这样孩子的身高就能达到理想状态。日本曾做过一个实验，将6对孪生婴儿分两组进行试验，第一组给予正常营养，第二组在食物中增添赖氨酸。1300天后，第二组的婴儿比第一组平均高1.7厘米，重1千克。可见，全面、合理的营养是影响身高的因素，同时也是补救身高的必要条件。

女孩身高的快速增强期为12～13岁，男孩身高的快速增长期为15～16岁。青春期之后，孩子的四肢长骨和脊椎骨均已完成骨化，身高就停止增长了。所以对于想让孩子长高个儿的家长来说，莫让孩子错过长高的最佳时期显得尤为重要。

肾主骨，补肾就补身高

很多家长都知道通过补钙的方式给孩"补个儿"，但这是众多方法的其中一个。中医认为肾藏精，精生髓，髓藏于骨腔之中，髓养骨。肾精充足，髓化生有源，骨质得养，则发育旺盛，骨质致密，坚固有力。反之，如肾精亏虚，骨髓化生无源，骨骼失其滋养。对于正在发育的小孩儿来说，就会骨骼发育不良或生长迟缓。

脊柱有支撑人体骨架的作用，如同中流砥柱，脊柱的生长高度同时也决定了人体的生长高度，同时也是督脉的循经之地，脊髓与督脉并行丁脊椎骨内，故而脊髓和督脉共同构成了与脑髓、脏腑经脉气血功能活动之间的密切联系。

在脊柱上有一个重要的穴位可以通阳强肾，它便是身柱穴。

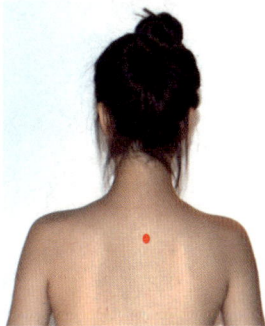

身 柱

身柱穴位于第3胸椎棘突下凹陷中。

取穴要点：身柱穴位于第3胸椎棘突下凹陷中。取穴的时候，首先找到自己的大椎穴（低头时颈项部最突出的棘突下边的凹陷处就是大椎穴），然后再往下数3个椎体即为第3胸椎棘突，其下方凹陷处就是身柱穴。

身柱穴为督脉之脉气所发。身柱的"柱"在古代指楹柱，就是在房子中直立的起支撑作用的构件。身柱在人体后背两个肩胛骨的中间，上接头部，下面和腰背相连，就像一个承上启下的支柱。在孩子生长的黄金年龄，按摩身柱穴可以帮助孩子长高。按摩身柱穴的时候让孩子身体俯卧在床上，家长从背后以右手拇指指腹按揉身柱穴，同时配以顺逆时针转动，力度不宜过大，以感觉到酸痛感即可，时间约20分钟，按摩后可以让孩子整个身体都感到温热，甚至微微发汗。如果没有达到这种效果，说明按摩的力度没有达到要求，需要重新来一遍。每天2~3次即可。

如果身柱穴是身体房屋的中柱，那涌泉穴就是身体房屋的地基。俗话说"基础不牢，地动山摇"。涌泉穴为肾经的第一穴，肾气在此处是源头之水，水源充足，肾气就流得远，流得久。

涌泉穴位于足底部，蜷足时足前部凹陷处即为此穴。家长按摩身柱穴后，再以同样的方法按揉涌泉穴，可以增强效果，让孩子快快长高。

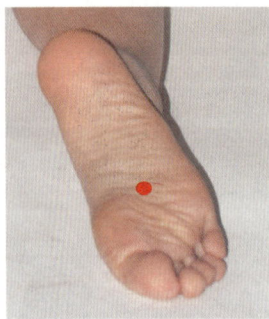

涌　泉

涌泉穴位于足底部，蜷足时足前部凹陷处即为此穴。

用大都穴给孩子补钙

补钙不止是吃钙片

钙是人体不可或缺的重要元素，生活中补钙的观念已经融入我们每个人的意识，小孩子要补钙，老年人也要补钙，平时我们喝的牛奶，其目的也是为了补钙。

钙是保持骨骼健硕的重要物质，生活中经常看见因为缺钙而导致骨折的老年人，他们有的需要做手术，有的从此卧床不起。补钙不仅可以使现在的骨骼变得健壮，也能为老年人钙流失而做好充足的储备。

大家所了解的补钙方式有很多，最常见的就是吃钙片、壮骨粉之类的保健品，传统的方法则是喝骨头汤。此外，中医中有一类方式则是通过按摩补钙。

大都穴 = "补钙穴"

大都穴是身体的"补钙穴"。大，意思是穴内气血场的范围大；都，都市也。大都意指此穴为物质的集散之地，这里物质极其丰富，所需的应有尽有。

取穴要点：大都穴位于足内侧缘，当足大趾本节（第1跖趾关节）前下方赤白肉际凹陷处。取穴的时候脚掌伸直，在足大趾与脚背交界处的那

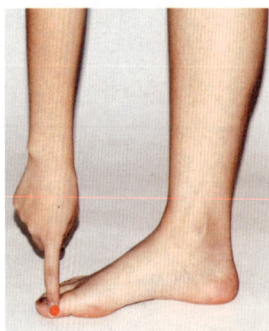

大　都

大都穴位于足内侧缘，当足大趾本节（第1跖趾关节）前下方赤白肉际凹陷处。

个关节前下方就是此穴。

为什么按摩此穴可以补钙呢？其实大都穴并不能直接给身体补钙，而是通过健脾来补充食物的摄取，来"曲线救国"。我们知道食物是获取钙的重要来源。日常生活中所食用的很多物质都富含钙元素。比如说奶制品中钙含量丰富，摄入后吸收率高，因此提倡青少年每天喝一盒奶。其次，豆制品和虾皮、海带、牡蛎等海产品，也是钙元素的较好来源。

但是，很多人吃了不少富含钙质的食物，却因为脾胃不好而无法转化，这就如同抱着金饭碗要饭吃。大都穴是隶属于足太阴脾经的荥穴，按摩此穴可以增强消化能力，脾胃功能好了，所吃食物中的钙物质便都可以分解出来，并被人体吸收。按摩大都穴的方法也很简单，每天晚上用开水泡脚20分钟后用大拇指用力按揉10分钟，两脚上的大都穴都需要按，以感到酸痛为宜。

很多人表示，自己吃了不少补钙的药品或者是食品，但好像并没有效果，这其实并不是因为钙补得不够，而是补的钙因为脾经堵塞根本无法吸收。有些朋友喜欢做足底按摩，其实大都穴就相当于足底反射区上的甲状旁腺，而甲状旁腺正是吸收钙的组织。对于大部分孩子来说，只要正常吃饭，并坚持按摩大都穴，身体就不会出现缺钙的现象。此外，大都穴除了可以补钙之外，还能治疗骨质疏松、腰腿疼痛，如果平常觉得颈肩、腰腿骨头酸痛，也可以经常按摩一下大都穴，并在大都穴找到相对应的痛点，也就是中医上所谓的"阿是穴"，以同样的方式按揉，可以缓解症状。

中医学认为"养生先养骨"，意思是要想身体好，首先得骨质壮实。孩子身体健壮的一个重要表现形式就是骨骼健壮，因此大都穴对于每一个孩子来说，是一个值得收藏的穴位。

小儿夜惊，捣小天心

小儿夜惊，吓坏父母

在北方地区有一种迷信行为，如果孩子晚上夜惊啼哭，人们就认为这是孩子的魂魄被勾走了。这个时候，老人就用一张红纸，上边写上"天惶惶地惶惶，家里有个夜哭郎，过路君了念一念，一觉睡到大天亮"。虽然这种方法并不科学，但却从侧面反映了家长对孩子晚上安然入睡的期望。

小儿夜惊啼哭，经常会让初为人父人母的宝爸宝妈们感到举手无措，以为是孩子得了什么急症，甚至情急之下大半夜抱着孩子往医院跑，结果本来没什么大碍，这一折腾反而又感染了风寒。

小儿夜惊是指1岁以内的哺乳婴儿，因寒、热、受惊等而致的夜间定时啼哭，甚则通宵达旦为主要特征的一种病症。这个现象的病因非常简单，成年人会做噩梦，小孩子也会做噩梦。小孩子由于脏腑娇嫩，神气怯弱，每因卒闻异声，惊见异物，及一些疾病等原因，使心神散乱，夜不能寐，致夜啼夜惊。

中医认为心藏神，心是神明的居住之所，到了晚上的时候神明要安然在家睡觉，如果心中有火则扰乱神明，就好比家里遭了强盗，正在酣睡的神明就会受到惊扰，孩子则表现为突然惊吓啼哭。

"诸经之祖"——小天心

小天心是小孩手掌上一个不起眼的穴位，但是作用却非常大，它作用于心经，一切跟心有关的症状都能在此穴找到治疗方法，既具有清心经热、镇静安神的功效，又有清膀胱之热、利小便、矫正畸形等作用。

取穴要点：小天心位于手掌根部，大鱼际和小鱼际相接处。

如果孩子平时晚上睡觉的时候容易夜惊啼哭，家长就可以在白天"捣"孩子的小天心。所谓"捣"是一种按摩手法，就是以中指尖或屈曲的指间关节上下敲击，就像是拿棍子来回捣一样，每次捣30下，每天可以做2～3遍，可以起到清心热、镇静安神的作用。如果是突发夜惊，也

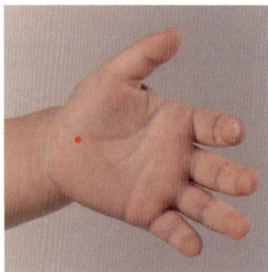

小天心

小天心位于手掌根部，大鱼际和小鱼际相接处。

可以通过"捣小天心"的方式缓解孩子哭闹的情绪。

在小儿推拿上，小天心除了"捣"的手法，还有"掐"和"揉"两个方法。用一只手托住孩子四指，掌心向上，然后用另一手的拇指或中指指端揉，称揉小天心；用拇指甲掐压，称掐小天心。虽然作用经络相同，但功效各有侧重。揉小天心能清热，镇惊，利尿，明目；掐、捣小天心能镇静安神。

但需注意的是，揉小天心的话每天要揉100～300次。如果是掐揉小天心，每天需要掐3～5次，这样才能起到效果。

小天心处于在手厥阴心包经上，心包经起源于心包，从胸部走到手部，内劳宫、中冲穴都是心包经上的穴位，心包是保护心脏的组织，心包代受心经之邪，揉小天心既能调节心包经的气血运行，又能够平衡心脏阴阳盛衰。所以小天心又有"诸经之祖"之称，没事多按摩，百利而无一害。

呵护孩子嗓子的"护嗓穴"

好声音可以让人更有魅力

中国古代有一个词叫"先声夺人"，本意是讲两军交战前先从声音的气势上压倒对方以破坏敌人的士气。所以，我们看古代战争片，交战前双方都要先敲一番战鼓。

声音是一个人身上重要的"标签"，就像《红楼梦》中"未见其人，先闻其声"的王熙凤。人们在潜意识里习惯了"以貌取人"，但是又何尝不会"以声取人"。老北京卖东西，先得去城墙根儿练吆喝，叫卖的声音舒服、热切，生意就兴隆。吆喝不好听，不到位，生意就冷清；苗族青年男女用对唱山歌寻觅所爱，山歌唱得好就能打动彼此，与心上人结缘。

好妆容能让女生更自信，好发型能让男生更潇洒，可惜声音不够好听，一开口总觉得煞风景！自然、通透、圆润、明亮、柔和的声音总能给人以好的印象，让人有沟通下去的兴趣，特别对于女孩子来说，充满魅力的声音能大大提升孩子在人群中受欢迎和受瞩目的程度。

变声期是决定孩子声音好坏的关键期

好声音虽然可以经过练习得到，但是好的声带基础是后天可塑的基本条件。人的声带天生有之，但是步入青春期之后，不管是男孩还是女孩都会经过一个变声期。变声期一般开始于13~14岁，持续时间短则3~6个月，长者可达1年。在变化的过程中原来尖细的童声渐渐被宽宏浑厚（男性）或圆润委婉（女性）的成人声所代替。但是如果在变声期不注意保护嗓子，而导致声带受损，那么孩子的嗓音可能就达不到理想的状态，给孩子带来终身的遗憾。所以，作为家长一定要注意在变声期保护好孩子的嗓子，让其平稳过渡。

天鼎穴，清咽润喉的护嗓穴

孩子天生活泼，疯玩的时候就大喊大叫，这样喉咙就容易充血红肿。还有秋天干燥的时候，如果不注意给嗓子补水，喉咙就容易上火。

作为家长来说，不可能寸步不离地守着孩子，所以这些影响孩子变声的危险因素难免会发生。正所谓"正气存内，邪不可干"，如果单纯地规避危险因素，家长们往往会措手不及，我们不如提高喉咙自身抵抗邪气的能力。

身体上的天鼎穴是清咽润喉的护嗓穴。此穴属手阳明大肠经，位居颈部，内应咽喉，具有疏经通络、理气化痰、消肿止痛、祛瘀散结之功，并可降逆泻火，清燥存阴，可用于治疗颈部及咽喉诸疾。

取穴要点：天鼎穴位于颈侧面，扶突穴直下1寸，当胸锁乳突肌后缘处。取穴的时候身体坐正，头微微侧仰面，先找到自己的喉结，向一旁移动三横指，然后再往下移动一横指宽，也就是胸锁乳突肌后缘处即为此穴。

多给孩子按摩天鼎穴就能在无形之中给予喉咙以保护，使孩子的喉咙不至于那么娇弱。具体按摩的方法是用双手中指或拇指点按两侧天鼎穴3~5分钟，以不感到难受为宜。因为此穴距离耳、喉较近，所以按摩天鼎穴可缓解咽喉痛并能预防听力减退，又因其接近气管，故按摩不可用力过度。

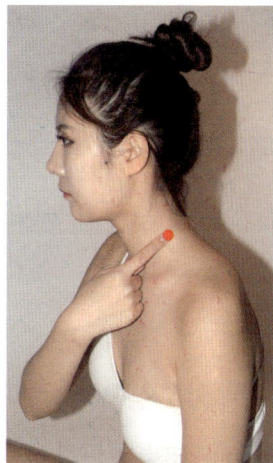

天　鼎

天鼎穴位于颈侧面，扶突穴直下1寸，当胸锁乳突肌后缘处。

聪明补脑的神庭穴

补脑健脑的保健品，家长要谨慎选择

望子成龙，望女成凤，是天下父母共同的心愿。而聪明的大脑是迈向成功的第一步，每位家长都希望自己的孩子聪明伶俐，这样学什么东西都能上手特别快。因此，不少父母们都热衷于用各种方法给孩子补脑，健脑，不希望自己的孩子输在起跑线上。

正是由于家长们的需求，保健品市场上，"安神补脑液""生命一号""鱼肝油""维生素E"等补药、保健品各行其道，名目繁多，而且价格都不便宜。而一粒鱼肝油的营养价值到底比一颗核桃好多少？一瓶补脑液的补脑效果到底比一盒牛奶高出多少？我们很难去进行衡量。

但如果注重性价比的话，这些保健品都不在工薪家庭的选择之列。而且对于孩子吃进肚子里的东西，作为家长在选择时要慎之又慎，严把质量关。如果真的需要吃保健食品，也应首先了解该产品的成分，因为有些促进大脑血液循环的药物属于国家规定的处方类药物，这些保健品应遵医嘱服用。还有一些提高大脑皮层兴奋的药物含有刺激中枢神经兴奋的成分，处于身体发育期的学生应慎服。

神庭穴，越按越聪明

其实，想让孩子变得聪明，家长何必为孩子吃什么而纠结。孩子身体上就有一个"聪明穴"，能够越按越聪明，它便是神庭穴。古人说"神者，智之渊也"，中医认为人的智慧是由元神所管辖。神，天部之气也；庭，庭院也，聚散之所也。该穴名意指督脉的上行之气在此聚集。

取穴要点：神庭穴在头部，当前发际正中直上0.5寸处。取穴的时候先找到头部颠顶，也就是百会穴的位置，然后往额头正中方向，往下移动四横指的宽度，也就是快到发际线正中的地方即为神庭穴。

天庭是玉皇大帝办公的地方，而神庭就是人的元神办公的地方，此处是智慧的源泉，经常按摩这个穴位可以令我们的大脑更加聪明，同时还具有提神静心的作用。按摩的方法是以食指和中指螺纹面按揉神庭穴，每天按摩此穴50～100次，力度以个人耐受度为准。按揉之后，松开十指，如梳头状，再以十指指肚着力，用中等稍强的力量，从前发根外梳到后发根处，从前到后梳理整个头部。重复做15～20次，用力的大小以做完后头皮微感发热为好。最后再用拇指、中指和食指捏住头皮，轻轻提

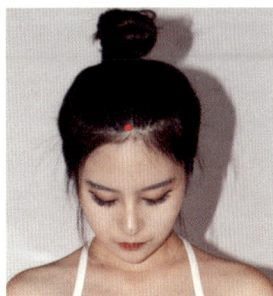

神 庭

神庭穴在头部，当前发际正中直上0.5寸处。

起后再松开。该动作反复进行，将整个头皮挤压二三遍。

头是所有阳气汇集的地方，按摩神庭穴之余刺激头皮，可以调节脑部血液的循环，促进神经系统的兴奋，从而起到健脑作用。

孩子们学习压力大，长期伏案学习，大脑容易疲劳，出现思维混乱，浑浑噩噩，此时也可以使用这个方法缓解大脑疲劳，只要长期坚持，自然就比不做的人聪明。

孩子发烧的"退烧穴"

宝宝发烧，家长先别急着吃退烧药

发烧是孩子们经常遇见的病症，很多家长遇见孩子发烧就特别紧张，害怕高烧会把脑子烧坏，这种想法其实是有点杞人忧天了。一般来讲，除了脑炎、脑膜炎等脑部疾病导致的发烧，其他发烧都不会烧坏脑子。

其实，那些没有超过38.5℃的低烧，对孩子来说并不是一件坏事。人体是恒温动物，如果出现身体体温异常，则证明机体出现了问题。而发烧恰恰是身体通过自身来扭转这种异常的防御反映。

正常的体温让人体活动起来感到很舒适，但同时也很适合细菌和病毒生存。体温一旦上升，细菌和病毒的生存也就变得困难了。可以说身体体温上升，其实是为了更好地与细菌和病毒进行斗争，对身体是有利的。很多家长都会总结出一种现象，就是孩子每发烧一次（前提是没有用退烧药），其抵抗力就上升一次，原因就在于此。

所以，对大多数宝宝来说，如果体温没有超过38.5℃，而且没有明显的怕冷、打寒战等表现，那就没有必要服用退烧药。如果此时通过药物来辅助降温，虽然热是退下去了，但病邪依旧未通过体内的正气强盛而驱除出去，等到下次气候变化，就会再次感冒发烧。

物理降温，就用小儿推拿

虽然我们不建议用药物退烧，但是孩子都是父母的心头肉，看着孩子难受的样子，自己也十分难受，此时不妨试试物理降温的办法，这样不影响机体内部正邪的斗争。

物理降温首选小儿推拿，小儿推拿是建立在中医学整体观念的基础上，以阴阳五行、脏腑经络等学说为理论指导，运用各种手法刺激穴位，使经络通畅，气血流通，以达到调整脏腑功能及治病保健目的的一种方法，纯天然，无公害，非常受老百姓欢迎。

在小儿推拿手法中，清天河水和退六腑都可以起到退热降温的作用。

天河水是一个线形穴位，《幼科推拿秘书·推拿手法》记载："天河穴，在膀膊中，从

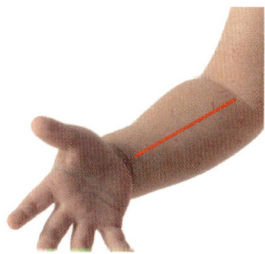

天河水

天河水位于前臂内侧正中，自腕横纹至肘横纹呈一直线。

坎宫小天心处，一直到手弯曲池。"

取穴要点：天河水穴位于前臂内侧正中，自腕横纹至肘横纹呈一直线。六腑在前臂尺侧，近小指的一侧，从阴池至肘部成一条直线，也就是从肘部到腕部的位置。

清天河水就是用食指和中指指腹自孩子腕横纹推向肘横纹，次数为200～300次，可以起到清热除烦的作用，通治一切发烧，并且疗效显著。

退六腑是用拇指或食指、中指腹自肘推向腕部，直推300遍。《素问·五脏别论》："六腑者，传化物而不藏，故实而不能满也。"如果"实满"的话就要引起发烧，所以退六腑，顾名思义就是清退六腑的热毒，还有助于把体内的糟粕排出体外。

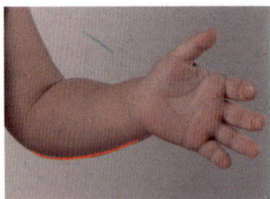

六　腑

六腑是用拇指或食指、中指腹自肘推向腕部。

虽然清天河水和退六腑都可以起到退烧的作用，但是适用范围却略有不同。如果比喻成药物的话，清天河水如同紫苏、芫荽、葱白这样药效平和的药物，而退六腑如同石膏、犀角这样的大寒之品。所以，清天河水适用于37～38℃之间的低烧；退六腑适用于38～39℃之间的中烧。而如果孩子体温超过了39℃就属于高烧了，高烧的话孩子易神志不清，发生抽搐，这就需要第一时间去医院治疗，在医生的诊断下规范使用退烧药。

高热惊厥，按老龙穴缓解

孩子高烧不退，谨防高热惊厥

发烧的时候，如果体温超过39℃就属于高烧了。因为孩子的神经系统尚未发育完全，一旦温度突破40℃，孩子就极易出现两眼上翻或斜视、凝视、四肢强直并阵阵抽动的惊厥表现。

对于新手宝妈来说，第一次遇见这种情况时，绝大多数人会紧张害怕地不知如何是好。首先要告诉大家的是，当孩子发生高热惊厥的时候，自己要保持冷静，不要自乱阵脚。一般高热惊厥大可在几秒钟或几分钟内自行平息。如果惊厥在5分钟内没有停止，则应迅速将患儿交由医生治疗，必要的时候可以拨打急救电话120。

给孩子掐老龙穴就如同大人掐人中

在等候急诊120的过程中，家长并不是无事可做，孩子身上有一个老龙穴，是中医上针对小儿急惊风或高热抽搐的急救穴。其作用就像是成年人昏迷的时候掐人中一样，醒神开窍，退热止惊。《小儿推拿直录》上记载："慢惊，先掐老龙穴，有声可治，无声不可治。"意思是小儿高热抽搐，掐之知痛有声音，较易治，不知痛而无声者，一般难治。

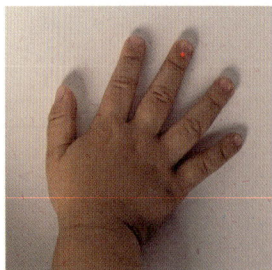

老龙穴

老龙穴在中指爪甲根部，正中后0.1寸处。

取穴要点：在中指爪甲根部，正中后0.1寸处。

在医生到来之前，家长用拇指指甲行掐法，可以有效缓解小儿高热惊厥，一般在患儿苏醒后就立即停止，注意不可太用力，避免损伤皮肤。之后家长要做的就是松解孩子的衣扣、腰带，随时擦掉孩子的呕吐物以防窒息。

高热惊厥来势凶猛，如若处理不当，可使脑组织受到损伤，智力发育受到影响，还可能会对患儿造成不可逆的脑损伤，多次或反复持续发作还会遗留严重的后遗症诱发癫痫甚至危及生命。如果孩子经常发生高热惊厥就需要提前排查病因。

掐老龙穴是在药物缺乏时采用的急救方法，对于家长来说，熟练掌握这一个按摩手法非常重要，关键时刻可能会影响您孩子的一生。

有了"消积穴"，再不怕孩子吃多不消化了

胃宜清不宜实

现在生活条件普遍提高了，孩子作为家庭的珍宝，父母都想把最好的给他们，遇见好吃的就喂不停，总想让孩子享够口服，但随后问题就出来了，孩子会出现积食、打嗝、口臭等症状，用老百姓的话就是"吃撑着了"。

古人讲"要想小儿安，三份饥与寒"。中医认为"脏宜实不宜虚，腑宜虚不宜实"，脏是藏精的器官，所以藏得越多越好，而腑是受纳的器官，受太多就容易撑着。

中医大夫经常说"补脾清胃"，胃就是六腑之一，它如出现问题一准是受纳食物太多，所以胃是宜清不宜实，作为孩子家长，要主动约束孩子的进食量，对于一些既不易消化、孩子又爱吃的鸡鸭鱼肉等，不能放纵孩子吃，要时刻让孩子的胃留有空隙。

清胃经是孩子的"消积穴"

但是小孩子神志未开，不知饥饱，遇见不爱吃的哭着闹着不吃，遇见爱吃的就狠劲吃个不停。同时，孩子的脾胃也未完全发育成型，吃太多就消化不了，毕竟小马拉不了大车，这样食积就出现了，严重的话还会出现

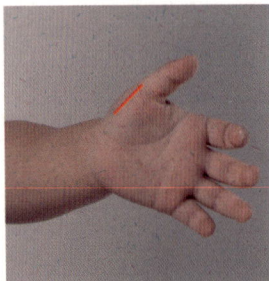

胃 经

胃经穴位于拇指掌面近掌端第1节，也就是手掌自腕横纹至拇指根部，外侧缘赤白肉处。

呕吐、腹泻或便秘、发烧。

此时家长们要遵循"胃宜清不宜实"的原则，可以用小儿推拿上"清胃经"的办法，给孩子的肠胃排排空，清清热。

取穴要点：小儿胃经穴位于拇指掌面近掌端第1节，也就是手掌自腕横纹至拇指根部，外侧缘赤白肉处。

胃经穴是一条线形穴，操作的时候家长以左手虎口轻轻夹住宝宝左手虎口部位，充分暴露穴位点。然后家长再用右手拇指外侧缘或指腹部接触宝宝胃穴处，在胃穴区域，自腕横纹直推至拇指第二节。注意推的过程要有一定的按压力，力量均衡柔和，速度以每分钟200～300次为宜。两手都可以操作，具有清胃热、降胃气的作用，主治恶心呕吐、食欲不振、消化不良等食积引起的症状。

食积伴有胀气，可以配合摩腹

如果孩子食积的同时喊着肚胀，家长用手轻轻怕打孩子的肚子如同敲鼓一样，这说明孩子肚子里气不顺，有胀气。此时，在清胃经之余还要着重理气，可以配合摩腹排气理气。

摩腹是中医传统的保健方法，我国唐代名医、百岁老人孙思邈也曾经写过"腹宜常摩，可祛百病"。摩腹可以疏通经络，调和气血，强健脾胃，使胃肠有通畅和舒服之感。清胃经之后，可以令孩子平躺在床上，家长则以左手按在腹部，手掌心对着肚脐，右手叠放在左手上，以顺时针方向按揉，注意力度不宜过重，以稍微带动皮肤为宜，速度不要太快，每分钟30圈就可以了。

现代研究发现，揉腹可增加腹肌和肠平滑肌的血流量，增加胃肠内壁肌肉的张力及淋巴系统功能，从而加强对食物的消化、吸收，明显地改善大小肠的蠕动功能，对人体起到促进排便的作用，预防和消除便秘。相信家长给孩子摩腹，用不了多久孩子就会放屁，将肚子里的胀气给排出去。

秋燥咽喉疼，给孩子按按少商穴

咽喉是肺的外窍，咽喉痛是因为肺有热

中医认为咽喉为肺胃所属，咽接食管，通于胃。喉接气管，通于肺。外感风热、肺胃实热等产生的热证皆可以引起咽喉肿痛。

金秋时节天气干燥，燥邪最容易伤肺，所以秋天一到大家就会明显感觉到喉咙干涩疼痛。特别是小孩子，本来脏腑就较弱，对于外界气候的急剧变化应对无力，这种现象就更容易出现了。

秋季空气中缺乏水分，作为父母要及时给孩子身体补充水液，除了多喝水还要多吃滋阴润肺的食物，比如胡萝卜、荸荠、蜂蜜、雪梨、胡萝卜等。

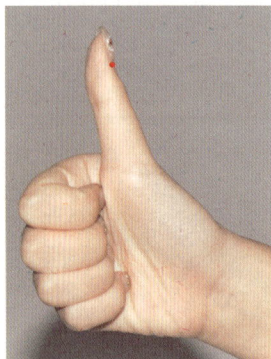

刺激少商，缓解喉痛

如果偶尔出现喉咙肿痛的情况也不要着急，身体上有个穴位可以缓解咽喉疼痛，它便是少商穴。少商穴在拇指上，是人体肺经最末端的一个穴位，也是肺经的经气传入大肠经的起始处。《针灸大成》记载："咽喉肿痛，少商、天突、合谷。"因此此穴常用于治疗肺炎、扁桃体炎。

取穴要点：少商穴位于拇指桡侧指甲角旁0.1寸处。取穴的时候让指甲盖对着自己，然后指甲盖左下角约一个铅笔头的位置即是此穴。

在针灸应用中，如果喉咙肿痛，针灸师会在少商穴这个部位进行刺血治疗，就是针刺放血。肺怕热，喜清凉。少商放血就相当于将肺经过热的气血引出去，还肺一个清凉的天地。咽喉作为肺的外窍，自然也会觉得清凉舒爽，不再充血红肿了。

不过对于各位家长来说，如果不是专业的针灸医师出身，很少人有胆子和能力拿针去针刺孩子的少商穴，而且这样也不安全，容易感染。其实，我们完全可以采取一个保守的办法，就是用棉棒，或者将牙签倒过来，或者用笔的尾端来代替锋利的针灸针，只要是圆钝头的东西都可以为我们所用，这样既不伤害皮肤又能起到刺激穴位的目的。注意按压的力度要由轻到重，再由重到

少　商

少商穴位于拇指桡侧指甲角旁0.1寸处。

轻。反复30~50次，如能耐受，可做100~200次，左右手交替进行。

秋季干燥的气候不仅会影响身体健康，还会影响心情，成年人因为诸事烦忧，可能会造成情绪烦躁，思维凌乱，爱发脾气，这个时候也可以经常刺激下少商穴，对于改善心情很有帮助。

"聪耳穴"是听宫穴

汉语中有个词汇叫"耳聪"，意思是耳朵对外界声音反应灵敏。为什么听觉灵敏会和头脑聪敏联系在一起呢？你还别说，研究显示听觉灵敏的孩子就是比其他正常孩子聪明一些。

人的大脑智力很大程度上是后天形成的，一般孩子出生后通过视觉、听觉、触觉等的信号刺激，脑神经细胞之间才能迅速建立广泛的联系，这样智力才能不断提升。而听觉越灵敏，接触外界的刺激就越多，脑开发的进度就越快。

想让孩子的耳朵灵敏，身体上有一个听宫穴，可以提高孩子耳朵的灵敏度。

取穴要点：听宫穴位于面部，耳屏前，下颌骨髁状突的后方，张口时呈凹陷处。取穴时采用

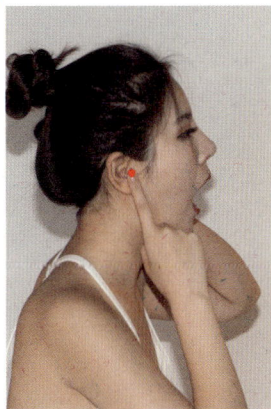

听宫

听宫穴位于面部，耳屏前，下颌骨髁状突的后方，张口时呈凹陷处。

正坐或仰卧、仰靠姿势，嘴张开，头部侧面耳屏前部，耳屏正中与下颌骨髁突之间的凹陷中即为听宫穴所在。

听，闻声也。宫，宫殿也，此穴有通耳窍之功，故名听宫，说明此处负责人的听力。经常按摩听宫穴，可以让耳朵更灵敏。具体按摩方法是用双手中指指腹按揉听宫穴穴位，由上而下按摩，每次按摩2分钟，按摩力度以自己能够承受为度。此法可以随时随地操作，非常简便。家长可以把这个按摩方法教给自己的小孩，让其自行操作。

同时中医认为肾开窍于耳，肾主生殖，经常按摩耳朵还可以促进孩子的生长发育。在按摩听宫穴之余，可以做"捏运耳轮"运动以强肾气。具体方法是以两手拇、食指捏住耳的上下部（食指在耳轮上部，拇指在耳垂部，两指相捏，则遮盖住耳孔），然后同时做相对的运转，也就是右侧为顺时针运转，左侧为逆时针运转。运转手法的速度应轻缓均匀。捏转一圈为1次，可做50～100次。

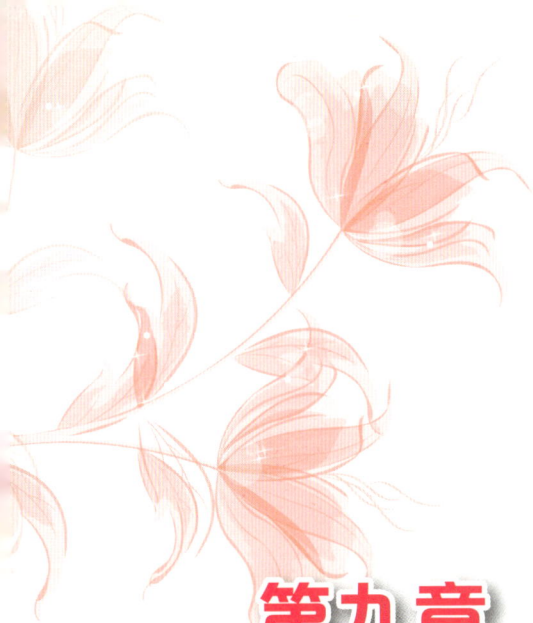

第九章

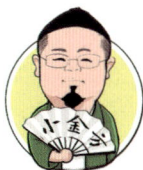

这些保健穴，比吃补药还管用

活到天年，度百岁乃去！动动手，你也可以成为"老寿星"！

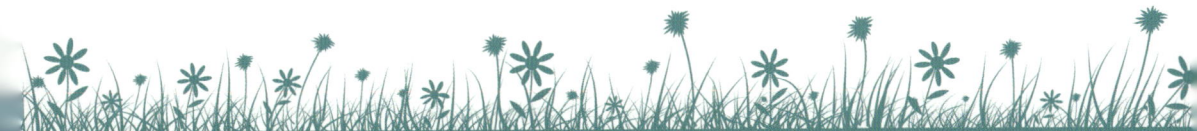

男人到了中年就要养好"命门"

人到中年，很多事情都会感觉力不从心，不管是从心理上还是在身体上，都会遇到各种关卡和挑战。

《黄帝内经》记载："五八，肾气衰，发堕齿槁。"说的就是男性在40岁左右会出现衰老的迹象。民间有"四十不补，五十受苦"的说法。40岁是男人的一道坎，是人体阳气由胜转衰的过渡期，这个阶段要特别注意保养好自己的"命门"，不然就会出现各种健康问题。

命，人之根本也；门，出入的门户也。从字面上看，命指生命，门指出入的通道，合起来的意思就是生命的通道。中医认为命门之中藏着一团真火，此火是生命之火，是驱动身体运行的动力，俗称"命门火"，命门火衰的人会出现四肢清冷、五更泄等问题。

命门在脏腑中具体指肾脏。肾为人体的先天之本、生命之源，它与人体的生长、发育、生殖、衰老密切相关。男子养好肾脏，就可以延缓衰老，让身体功能不受年龄增长而有所制约，让自己虽然身处中年但依然觉得青春尚在。

在经络上，命门又是一个穴位，而且命门穴与肾脏存在着紧密的联系。命门穴隶属督脉，位于腰部，腰为肾之府。所以命门穴虽然不是肾经上的穴位，但却可以作用于肾，是人体补肾壮阳的长寿大穴。

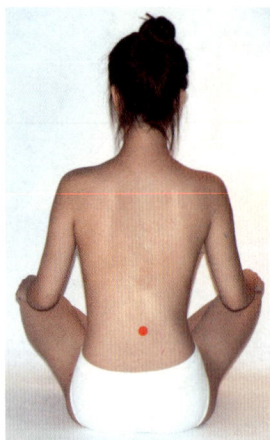

命 门

命门穴位于背部第2、3腰椎棘突之间，与肚脐相平。

取穴要点：命门穴位于背部第2、3腰椎棘突之间，与肚脐相平。取穴的时候一般采用俯卧的姿势，只要以肚脐为中心围绕腰部做一个圆圈，这个圆圈与背后正中线的交点处就是命门的所在位置，按压的时候会有强烈的压痛感。

中医认为经常按摩命门穴可强肾固本，温肾壮阳，强腰膝，固肾气，能治疗腰部虚冷疼痛、遗尿、腹泻、男性遗精、阳痿等症，并能延缓人体衰老，这对于中年男士来说，是不可多得的大补之药，而且还不用花钱。

按摩命门穴可以用手掌背到后背，以拇指共同用力，点揉命门穴，按20分钟左右；或者是用掌擦命门穴及两肾，以感觉发热发烫为度，然后将两掌搓热捂住两肾，用意念守住命门穴约10分钟即可。

另外，中医认为腹为阴，背为阳，命门通于阳气，平常没事的时候可以让后背多晒晒太阳，这样自然界的阳气就可以通过命门以补充命门之火。

身体的固本穴——气海穴

在中医学中，气是构成人体及维持生命活动的最基本要素。气千变万化，种类繁多，有元气、宗气、清气等。但最为根本的就是身体里的元气。元是开始的意思，也就是说元气是万事万物的根源，其他种类的气都是由元气演化而生的。故《庄子》一书中提到"气聚则生，气散则死"。道教修炼提倡延年益寿，其实关键就在于元气。

那这个元气平时在哪里储存着呢？答案是丹田。

在众多武侠小说上都会有个词叫"气沉丹田"。丹田就是元气的居所，地位就像是坐守金銮殿的皇上，其他所有的气都要给它上供。古人认为丹田与人的元气相通，是元阳之本、真气生发之处，更是人体生命动力之源泉。而丹田在中医上，其实是气海穴。

所谓气海，就是元气之海，所以气海穴是保健要穴，具有培补元气的根本性作用。经常对这个位置进行按摩能够很好地强壮身体，同时还能够有效提高身体的免疫力以及抵抗力，减少患有疾病的可能。父母如果经常给孩子按摩这个位置，能够令孩子身体更加健康地发育。

取穴要点：气海穴位于人体下腹部，取穴的时候身体平卧，在肚脐和耻骨上方之间画一条直线，并将其五等分，靠近肚脐五分之三的位置，即为此穴。

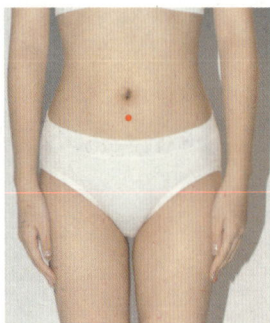

气　海

气海穴位于人体下腹部，在肚脐和耻骨上方之间将其五等分，靠近肚脐五分之三的位置，即为此穴。

按摩气海穴的时候，先以右掌心紧贴于气海的位置，按顺时针方向分小圈、中圈、大圈，按摩100~200次。再以左掌心用逆时针方向，如前法按摩100~200次，按摩至有热感即可。

有个词语叫"人老气衰"，人一旦上了年纪，就会感觉身体里的气不够用，爬个楼梯、提个东西就气喘吁吁，这是自然规律，人的一生就是在耗损元气的过程，而经常按摩气海穴，就可以延缓元气的耗损，延年益寿。

女人身体上的"阿胶"

中医早就有"女子以血为本，以肝为先天"之说，女人一生的经、孕、产、乳的生理活动，均以血为本，又需耗血，故女性的生理特点是气常有余，血常不足。医家李时珍云："妇人，阴类也，以血为主，其血上应太阴，下应海潮，月有盈亏，潮有朝夕，月事一月一行，与之相符。"

所以，提起女性保养，大家首先想到的就是补血。生活中最好的补血药物是阿胶，阿胶是补血圣品，同时价格也非常昂贵。其实，我们身体上也有一个和阿胶有同样功效的补血要穴，便是血海穴。

取穴要点：血海穴位于股前区，髌底内侧端上2寸，股内侧肌隆起处。取穴的时候，我们可以坐在椅子上，将腿绷直，膝盖内侧会出现一个凹陷的地方，在凹陷的上方有一块隆起的肌肉，肌肉的顶端就是血海穴，或者用自己的掌心盖住膝盖骨(右掌按左膝，左掌按右膝)，五指朝上，手掌自然张开，大拇指端下面便是血海穴。

血海穴，从名字上就能看出跟血关系密切。血海穴是足太阴脾经上穴位，脾为生化之源，脾经所生之血在此聚集，汇聚成海，故血海穴具有活血化瘀、补血养血、引血归经的功效。按摩血海穴的时候以拇指指腹（或者是以食指、中指、无名指三指并拢）按压此穴即可，按摩的时间最少要达到10分钟，最好在每天9～11点时间段按揉该穴，因为此段脾经当令，是脾经经气最旺盛时，此时按摩可以促进脾化生血液。

运用血海穴保健非常方便，晚上吃过饭后，在沙发上看电视的时候就可以顺便按摩血海穴，可以引血归经，有利于祛除脸上的雀斑。

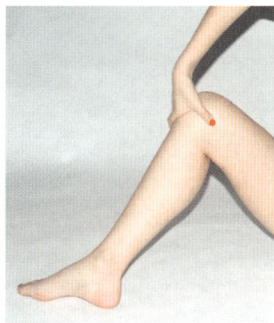

血　海

血海穴位于股前区，髌底内侧端上2寸，股内侧肌隆起处。

"祛湿穴"是三焦俞

夏天的时候气温节节上升，如果连绵下雨，雨水经久不散，就会化成湿气，令人浑身黏滋滋的，非常不爽。大自然会产生湿气，人的体内也会产生湿气。当身体的水液运化不足时，水分很容易滞留体内，聚集形成内湿。

如果体内有湿，是什么表现呢？中医将湿邪的特点概括为"湿重如裹"，就是患有湿邪的感觉就像是穿着一件洗过没干的衬衫似的那么别扭。有的人每天早上七点该起床的时候还觉得很困，觉得头上有种东西裹着，让人打不起精神，或是觉得身上有种东西在包着，让人懒得动弹，这就证明他体内的湿气很重。

而且湿邪就是内毒，体内有湿的人头发、鼻子、脸颊总是出很多油，这会令人非常不舒服。而且湿气重还会引起痘痘，有些人甚至连前胸还有后背都会长痘痘。

所以，给身体排湿对于养生保健非常重要，排湿就是排毒，把身体污浊的水湿排出体外，还身体一片清静之地。

三焦是人体水液运行的通道，《素问·灵兰秘典论》说："三焦者，决渎之官，水道出焉。"《灵枢·本输》说："三焦者，中渎之腑也，水道出焉，属膀胱，是孤之腑也。"这都说明三焦是人体管理水液的器官，有疏通水道、运行水液的作用。它的地位如同我国南水北调水运系统，非常重要，是国之大计。水液运行不畅，就会聚集产生内湿。所以，三焦通调水液的功能是否正常，直接影响着内湿的生成与否。

人体有一个三焦对应的穴位，名为三焦俞，此穴位直接作用于三焦，具有通调水液、祛湿利水的作用。

取穴要点：三焦俞穴位于人体的腰部，当第一腰椎棘突下，左右旁开2指宽处。取穴的时候以线连结左右腰骨的最高处。此线正好通过第四腰椎骨，然后，从此骨往上的第二个凸骨即第二腰椎骨，第三个凸骨是第一腰椎骨，三焦俞穴就从这两块凸骨的中央起，往左右各二指宽处。

按摩三焦俞的时候需要另一个人配合，被按摩者俯卧，按摩者用两手大拇指顺时针方向按揉三焦俞穴约2分钟，然后逆时针方向按揉约2分钟，以局部有酸胀感为佳。

有句古话叫"千寒易除，一湿难去。湿性黏浊，如油入面"。所以不要想着按几次三焦俞就能起到效果，必须长期坚持。

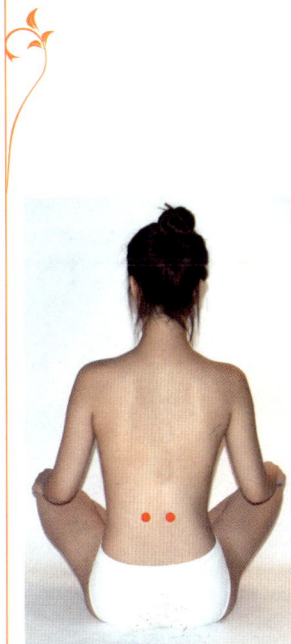

三焦俞

三焦俞穴位于人体的腰部，当第一腰椎棘突下，左右旁开2指宽处。

补中益气中府穴

在中医病机上有个词叫"中气不足"，中气即府中之气，包含了自然界吸入的清气和脾胃所化生的水谷精气。这两个都是"后天之气"的主要来源。

中气有升举脏器的作用，你看人体的脏器都是悬空的，它们靠什么维持在正确的位置，就是靠中气拖着。所以，如果中气不足，除了表现为面黄而少华、唇淡或暗、食欲不振、食后腹胀等气虚的症状，还表现出"脏器下垂"的典型症状。比如说子宫下垂、胃下垂。

针对这种情况，中医会采取"补中益气"的治疗原则。补的是脾，益的是肺，脾胃要同时发力，才能弥补中气不足的现状。

中府穴是身体的补中益气穴，此乃中气之府，是脾肺之气汇聚之处，按摩此穴补中益气的效果最强。

取穴要点：中府穴位于胸前壁的外上方，云

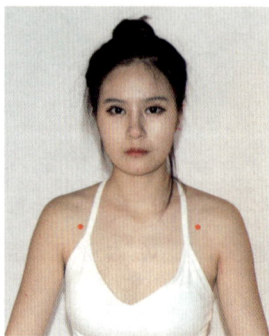

中　府

中府穴位于胸前壁的外上方，云门穴下1寸，前正中线旁开6寸，平第1肋间隙处。

门穴下1寸，前正中线旁开6寸，平第1肋间隙处。中府穴比较难找，取穴的时候两手叉腰立正，锁骨外侧端下缘的三角窝中心是云门穴，由此窝正中垂直往下推一条肋骨处即是本穴。如果是男性，乳头外侧旁开两横指，往上直推三条肋骨处即是本穴。

如果你觉得自己的脏器感受地心引力明显，有种往下坠的感觉，就可以按摩中府穴补中益气，手法非常简单，具体来说便是用对侧拇指或食、中二指置于穴位上，稍用力按揉，以微觉酸麻为度，每次可揉10～15分钟，每日可行多次，两侧交替进行。

关元穴是一个能提高肾功能的神奇穴位

我们身体里有一种维持生命活动的基本物质与原动力，叫元气。中医认为元气禀于先天，藏在肾中又依赖后天精气充养，主要功能是推动人体的生长和发育，温煦和激发脏腑、经络等组织、器官的生理功能。

元气中绝大部分是肾气，男子以肾为先天，肾主生殖，元气衰微会直接影响到男人的性功能。所以人到中年，很多人会寻求用伟哥来提升信心。但是，人的元气就像是我们存在银行里的存款，本来就所剩无几，而使用伟哥的办法如同强行大额取款，虽然当时花得很爽，但最终只会加速财务透支。如何让这笔"存款"供自己花的时间变长呢？一个重要的方法就是"努力挣钱"，有挣有花才能细水长流。

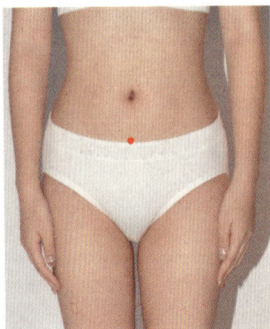

关　元

关元穴位于腹部肚脐正中往下四横指处。

我们腹部有一个穴位叫关元穴，是小肠的募穴，小肠之气结聚此穴并经此穴转输至皮部。此穴有培元固本、补益下焦之功，因其强大的补益功效，而被称为"千年野山参"。老子赞美其曰："玄之又玄，众妙之门。"

取穴要点：关元穴位于腹部肚脐正中往下四横指处。

刺激关元穴可以使肾气活跃，补充肾气，就相当于给自己存钱，钱存得多了自然就不愁花，消费水平也提高了。特别是对于男性元气衰微引起的遗精、阳痿、早泄等症有保健作用。

保养关元穴，最好的方法是艾灸，因为温热之气本来就和身体的阳气相同。选择艾灸时，首先要选择温暖适宜的房间。由于"关元穴"的位置在肚脐附近，艾灸时必须裸露腹部，所以房间的温度一定要合适，不能过凉。同时要尽量关闭窗户，最起码要避免自然风，避免凉风直接吹到腹部关元穴，这样就得不偿失了。艾灸时身体采取坐位或是仰卧的姿势。艾条与皮肤的距离可以因人而异，怕烫的人，距离远一点，能感觉到艾条的热度即可；不怕烫的人，可以距离近一点，感觉到灼热但又不会烫伤皮肤即可。由于艾灸时会有灰烬落下，建议准备一个弹灰的器皿。灸一会儿，看艾条上灰烬长了，就弹掉，避免艾条灰落下烫伤皮肤。当然，也可以选择使用艾灸盒，这样比较方便。

除了艾灸，按摩法也是不错的选择。按摩时可以以关元为圆心，左或右手掌按逆时针及顺时针方向摩动3～5分钟。随后再配合着呼吸频率按压关元穴3分钟。

按摩关元穴位能补肾壮阳，温通经络，理气和血，补虚益损，壮一身之元气。中医学认为关元为真阳所居、化生精气之处，"为男子藏精，女子蓄血之处"。"关"就是关上，是封藏的意思，"元"就是元阳和元阴，合起来就是封藏一身之真元的意思。人的一身真元由它主管，你说厉害不厉害？

传说南宋有个江洋大盗叫王超，得一高人指点，在每年夏秋之交，用艾条施灸关元穴千炷，久而久之，其人冬不怕冷夏不怕热，几日不吃饭也不觉得饿，脐下总像有团火一样。王超被捕获后，因罪行重大被判处死刑，结果行刑后剖开他的脘腹之处，发现有一非肉非骨之物，坚硬如石块，这个东西就是用艾火灸出来的。

经常拍打肾俞，补肾又壮腰

俗话说得好："男人强不强，关键在于腰。"中医理论认为"腰为肾之府"，意思是说肾的位置在腰部，腰是肾之精气所覆盖的区域。肾精充足，则腰脊有力，肾精不足，就会出现腰脊不举，足不任地。肾阳虚，腰部脉络失于温煦、濡养，可致腰部冷痛；肾阴不足，腰部脉络失于濡养，可致腰膝酸软无力。

肾脏是生命的根本，位于身体五脏六腑的最下端，而其他脏腑居其上，就像是大树的枝干和枝叶。只要我们保养好肾脏，就好像有了茁壮的根和主枝干，叶子想要不茂盛都难。

过度劳累会损耗肾气，令身体功能下降，这个时候会有人不自觉地背过手，用拳头捶打后腰，这样可以让精气神得到振奋。究其原因，是因为后腰这个位置有一个可以护腰补肾元的重要穴位，它便是肾俞穴。肾，即肾脏，俞，即输送的意思，意思是此穴有源源不断的肾气输送。经常按摩肾俞穴，可以起到温补肾阳的作用，起到防治肾虚的作用。

取穴要点：肾俞穴在第二腰椎棘突旁开1.5寸处。如果你对腰椎棘突的位置不熟悉，教大家一个比较方便的取穴方法。首先我们要找到肚脐眼儿，然后与肚脐眼儿前后相对的背后处就是命门穴，等你找到命门穴后，在命门穴位置的脊椎同一水平线，大约距离命门穴两个手指的宽度的位置就是肾俞穴。

按摩的时候首先将两手互相摩擦直到发热，然后将两手的掌心贴于肾俞穴，直到感到肾俞穴的部位有温热舒适的感觉，重复操作3～5分钟；或者是取卧位，操作者把两手拇指指腹放在肾俞

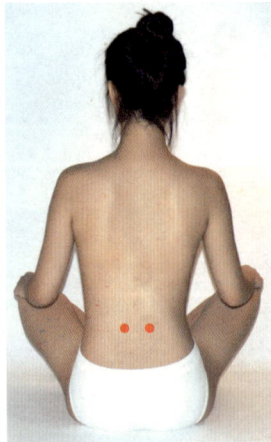

肾 俞

肾俞穴在第二腰椎棘突旁开1.5寸处。

穴上，拇指指腹向下用力，但用力不宜过大，先按后揉，使穴位出现酸胀感。随后，再将两手互相摩擦直到发热，用手掌大鱼际紧贴于肾俞穴上，逐渐用力往下压并从左到右进行摩擦，以皮肤微红为度，重复操作5～10分钟。最后两腿开立，稍宽于肩，双手叉腰，调匀呼吸。以腰为中轴，胯先按顺时针方向，做水平旋转运动，同时配以手掌拍打背后的肾俞穴，每次拍打百十次，腰部的酸疼感很快就减轻了。这套动作每日或者是隔日做一次，既可以补肾又可以壮腰。

想要小儿身体棒，发育好，就常补肾经

按道理说，婴儿呱呱坠地的时候形体和神志都是差不多的，为什么长着长着就拉开了差距，每个人的体质、健康、智力等各方面都出现了差异呢？

中医认为肾精是先天之本，由父母遗传而来。《灵枢·经脉》云："人始生，先成精，精成而后脑髓生，骨为干，脉为营，筋为刚，肉为墙，皮肤坚而毛发长。"由上述可知，"先天"指禀受于父母的"两神相搏"之精，以及由先天之精化生的先天之气，是由遗传而来，为人体生命的本原。肾精就像孩子从父母那里继承过来的遗产，如果父母富有，继承的就多，如果父母贫困，继承的就少。所以，每个人肾精的多少自出生那一刻就各不相同。那些肾气足的，体质就好，大脑也聪明。

肾精虽然来源于先天，都并不是全由先天构成，后天也可以靠打拼得来。历史上有很多这样的例子，就是儿童时期体弱多病，但是经过后天补养，也可以长命百岁。比如说东汉时期华佗的弟子吴普，年少的时候是手无缚鸡之力的文弱书生，后来经过后天补肾，活到百岁依然耳不聋，眼不花。

还有清代时候的张廷玉，少年时体质很差，弱不禁风，时常生病遭灾，平时言谈举止无力，步行500米路就感到疲惫不堪。其父张英是清代大学士，官至礼部尚书，常为这小生命担忧，以为他会早早夭折。可张廷玉十分注重后天养生以弥补先天不足，一方面动以养形，节欲养肾，另外注意饮食养生，结果活到了80多岁。这些都是后天补肾的例子。所以，补肾要从娃娃抓起，用后天的勤奋来弥补先天的不足。小儿推拿中有一个穴位叫肾经，此穴可以直接作用于肾经。

取穴要点：肾经位于小孩子的小指末节螺纹面。

小儿推拿中有一个手法叫"补肾经"，家长用拇指侧面或指肚，沿着孩子的小指从指根一直推到指尖为补，称补肾经。注意补肾经的时候用力要柔和均匀，推动时要有节律，频率大约每分钟200～300次。

小儿肾气不足会影响生长发育，出现中医上

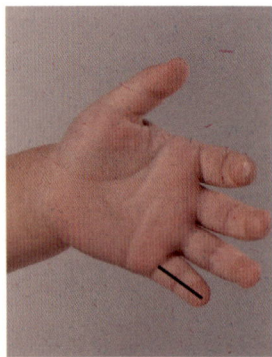

肾 经

肾经位于小孩子的小指末节螺纹面。

所谓的"五迟、五软"。五迟指立迟、行迟、语迟、发迟、齿迟；五软指头项软、口软、手软、足软、肌肉软。这些表现其实都属于西医上的发育迟缓，是由于先天禀赋不足所致。

对于这种情况，作为父母可以每天给孩子补肾经，吃一些补肾的食物。虽然我们的孩子输在了起点，但是经过后天努力，希望能让孩子赢在终点。

滋阴补肾穴——太溪

男人在步入中年之后，身体功能就会进入衰退期，呈现出亚健康状态。主要表现为腰膝酸痛、头晕耳鸣、失眠多梦、五心烦热、潮热盗汗、遗精早泄、咽干颧红等症状。此时，中医大夫会开一个叫六味地黄丸的补药。六味地黄丸中的主要成分是熟地黄，熟地黄有滋阴补肾、填精益髓的作用。所以此药主要用于肾阴亏损。

中医认为中年男性出现腰膝酸痛、头晕耳鸣、失眠多梦、性欲低下、阳痿早泄等症状的主要原因是肾阴虚。

肾脏中存在着一对"夫妻"，即肾阴和肾阳。肾阳对机体有温煦、激发、兴奋、蒸化、封藏和制约阴寒等作用；肾阴对机体有滋润、宁静和抑制过度阳热等作用。肾阴和肾阳是机体各脏阴阳的根本，二者之间相互制约，相互依存，相互为用，维护体内脏腑阴阳的相对平衡。

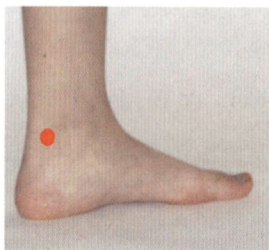

肾阴虚虽然同样属于肾虚的范畴，但主要表现为机体在滋养和濡润方面功能不足，阴弱则阳强，肾阴不足则肾阳相对偏强，表现为热性症状，比如发热、出汗、早泄、遗精等。但这种阳盛的现象是一种假象，是外强中干的纸老虎，所以发热表现为五心烦热，出汗表现为夜里盗汗，虽然性欲旺盛但不能持久，或阳痿或早泄。此时要做的不是"实则泄之"，而是要滋阴，肾阴补上去了，肾阳和肾阴地位平等，"夫妻"才能重归于好。

身体上的太溪穴功同"六味地黄丸"，能够滋补肾阴。

取穴要点：太溪穴位于足内侧，内踝后方与跟腱之间的凹陷处。取穴的时候身体坐正，平放足底，在内踝后方与跟腱之间的凹陷处按揉，找寻酸痛胀最明显的地方即为太溪穴。

太溪穴是足诊三脉"决生死，处百病"的三大独特要穴之一。当我们用手指按在这个位置上时，马上可以感觉到这里动脉的跳动，如同奔流的溪水一样有力。太，大也；溪，溪流也。太溪意指肾经水液在此形成较大的溪水。《会元针灸学》中记载："太溪者，山之谷通于溪，溪通于川。肾藏志而喜静，出太深之溪，以养其大志，故名太溪。"所以说，要想滋阴补肾，修复先天之本，让肾脏更加有活力，就必须激活肾经，而

太　溪

太溪穴位于足内侧，内踝后方与跟腱之间的凹陷处。

这个"突破口"就是太溪穴，按摩此穴可以大补肾阴。

按摩太溪穴的方法也非常简单，每天早晚盘腿坐在床上，全身放松，然后用左手拇指指腹按压右腿的太溪穴，按压的时候力度由轻渐重，当有酸胀感时先按顺时针方向按揉20次，然后再按逆时针方向按揉20次。随后再用同样的方法按摩左腿的太溪穴。在按摩的时间方面，最好寻找肾经的流注时间，也就是下午5～7点这段时间，刺激的效果会更好。按摩太溪穴没有时间限制，只要有时间，随时都可以按摩。特别是对于中青年人群，完全可以将它看作为随身携带的补药，有事没事就按摩一下，因为青年活动量比较大，无论是学习还是锻炼，精力上耗损比较多，所以最易导致肾阴虚。

按摩太溪穴的同时，还可以配合按摩涌泉穴。涌泉这个穴位我们提过很多次了，在足底脚心的位置，相当于肾经的泉口。按摩这两个穴位既激活了源泉，又通调了溪流，就能既补肾阳，又滋肾阴，起到双重效果，更有利于肾脏的保养。

开胃奇穴然谷

中国人有句古话叫"能吃是福"。食物是脾胃生化的源泉，是产生营养的物质基础，能吃，说明你有一个好身体。

衣食住行的食是人类最重要的需求。没有华丽的衣服，出行没有汽车，没有舒适的住所，这些我们都可以忍受。但是如果说三天没有吃的东西，我们就无法存活。口腹之欲是人类最普遍、最基本的一个欲望。它最易满足，也最难满足。最易满足，是吃饱就行；最难满足，是不仅要吃饱，还要吃好，不仅能填饱肚子，还须是一种享受。可是就是这样一种基本的身体需求，有些人都满足不了。

厌食不只是小孩子易得的疾病，现代不少成年人也被"食欲不振""没有胃口"这些问题困扰。一些女性朋友起初为了减肥而刻意节制饮食，结果体重是降下来了，胃口也跟着降下来了，得了厌食症。还有部分人是工作压力大，忧思困脾，结果不想吃饭。对于这些食欲不振的人群，催他们吃饭，他们总会回答说"没有饥饿感"。如何让人产生饥饿感，似乎是解决这一问题的关键。

我们的脚上有一个开胃奇穴，它便是然谷穴。

取穴要点：然谷穴位于内踝前下方，足舟骨粗隆下方凹陷中。取穴的时候双腿微屈，在我们的脚内侧，足弓弓背中部靠前的位置，可以摸到一个骨节缝隙，这就是然谷穴。

然谷穴的主要作用是升清降浊，这与脾的生理功能是完全一致的。我们可以将"然谷"理解为"燃烧五谷"，燃烧就是消化，然谷穴起到的作用就是增强脾胃功能，促进胃里食物更好地消

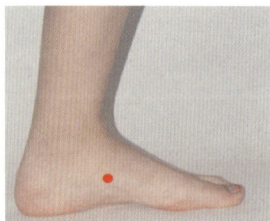

然 谷

然谷穴位于内踝前下方，足舟骨粗隆下方凹陷中。

化。此外，按摩然谷穴还能治疗过度饮食后的不适以及因减肥而造成的节食症，可以说具有双向调节的功能，每天坚持按摩然谷穴，可以让你的肠胃一直保持正常的敏感和活力。

具体的按摩方法是用大拇指用力往下按，按下去后再马上放松。当大拇指按下去的时候，穴位周围乃至整个腿部的肾经上都会有强烈的酸胀感，但随着手指的放松，酸胀感会马上消退。等酸胀感消退后，再按上面的方法按，如此重复10～20次。然后再以同样的方法按摩另一脚的然谷穴，当然也可以两个穴位同时进行。

按摩完然谷穴后，我们就会很快地感到嘴里的唾液腺兴奋，唾液分泌得多了。大约20分钟后，就会产生比较明显的饥饿感。然谷穴是众多穴位中见效最快的"开胃药"之一，但是一定要记住，饥饿感来的时候千万不要暴饮暴食，吃到七分饱就可以了，凡事过犹不及，要给脾胃振奋一个过渡的过程。

每个人都会遇到没有食欲、不想吃东西的时候，很多人不明白这是为什么，其实很简单，因为人由于生病、压力、情绪等原因，脾胃功能会变得虚弱。出现这种情况时，你越不吃，脾胃就越没有东西可以运化成气血，身体也就更受损，身体受损就导致你更不想吃东西。如此循环下来，你会一直处于病态。改变这种状况最好的办法就是开胃，让你饥饿，想吃东西，恢复肠胃的正常功能。

身体上的"壮胆穴"——丘墟穴

"胆大包天、胆小如鼠……"汉语中形容勇气的词汇多数都与胆有关系，这是为什么呢？

中医认为"胆者，中正之官，决断出焉"。所谓中正，即处事不偏不倚，刚正果断之意。胆主决断指胆有判断事物并做出决定措施的功能。胆的决断功能对于抵御和消除某些精神刺激的不良影响，调节和控制气血的正常运行，维持脏腑相互之间的协调关系有着重要的作用。自然环境、社会因素的变化，特别是剧烈的精神刺激，会影响脏腑气血的正常活动。胆气强壮之人虽受突然刺激而有所影响，但其影响程度较轻，恢复较快；胆气虚弱之人则往往因之而形成疾病。这反映了胆有维持精神及脏腑气血活动相对稳定的功能。有时候我们会对一些微小的事情大吃一惊，胆子显得特别小，这就提示胆气虚弱了。胆气虚弱则善恐易惊，胆怯怕事，失眠多梦。

丘墟穴是胆经的原穴，按摩此穴可以补胆

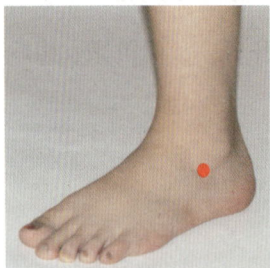

丘　墟

丘墟穴位于足外踝的前下方，当趾长伸肌腱的外侧凹陷处。

气，是人体的"壮胆穴"。

取穴要点：丘墟穴位于足外踝的前下方，当趾长伸肌腱的外侧凹陷处。取穴的时候身体取坐位或侧卧位，足外踝前缘垂线与下缘水平线的交点，按压有凹陷处即为此穴。

如果您胆气亏虚，容易受到惊吓，就可以按摩丘墟穴给自己"壮胆"。具体的按摩方法是把双手搓热捂在丘墟穴上，然后轻轻地用手指指腹按压，缓缓做圆圈运动，持续10～20分钟；或者弯曲食指，用食指的指节以自己感到舒适的力道顶住丘墟穴，感到手下有温热感的时候就可以停下来，这个过程同样要保持10～20分钟。

俗话说"酒壮怂人胆"，了解了丘墟穴的作用，以后再壮胆的时候就不要用酒了。

大陵配内庭，口臭去无踪

小孩子萌萌的，谁见了都喜欢，都想去抱抱。但是，如果孩子有口臭，那就尴尬了！给大家推荐一个的祛口臭的小妙招，大陵穴配内庭穴，小儿推拿师常用，效果非常好。

小儿口臭是从哪儿来的

小儿脾常不足，脾虚湿浊的时候，脾胃里边腐化食物的气味就会上循到口腔，引起口臭。说白了，口臭就是胃里食物腐熟的味道。

大陵穴，生土健脾穴

大陵穴是心包经上的穴位，但此穴却属土。大陵，意为大土山，是说此穴生土最多。五行中，心属火，脾属土，火生土，所以此穴为心包经的输土穴。

火生土则土健，土健则湿自消。因此，大陵穴还善治口臭，是天然的"口气清新剂"，有口臭的朋友不妨按揉下大陵穴来泻火清心。

取穴要点：大陵穴就在腕掌横纹的中点处。

治疗口臭时各揉左右手大陵穴1分钟即可。

内庭穴，加强除口臭效果

如果配合着内庭穴操作，其除口臭的功效将更加明显。内庭穴是胃经上的穴位，有清胃泻火的功效。口臭、便秘、食欲旺盛、牙痛、咽喉痛是胃火旺的主要表现，有这些症状的人可以用内庭穴调理。

取穴要点：在足背当第2、3跖骨结合部前方凹陷处。

因为早上7~9点是胃经经气最为旺盛的时间段，所以最好在这期间按摩内庭穴。首先，用左手的大拇指指腹按住内庭穴1分钟，轻轻揉动，

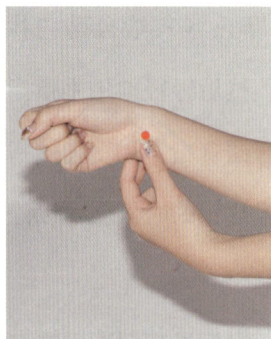

大　陵

大陵穴就在腕掌横纹的中点处。

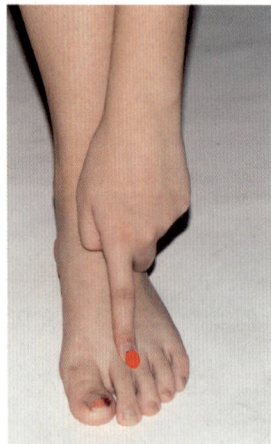

内　庭

内庭穴在足背当第2、3跖骨结合部前方凹陷处。

以穴位有酸胀感为宜，再换成右手大拇指，以同样的方法按摩内庭穴1分钟，总共2分钟即可。按摩完这个穴位之后，同时再配合扳脚趾，反复将脚趾上下扳动，在加强其泻胃火、除口臭效果的同时，还可以缓解足部的疲劳。

后 记

当我将本书稿送到中国中医药出版社黄春雁编辑手中时，黄老师表示书稿情真意切，切合广大家庭需求，一气读完，爱不释手。健康所系，性命相托，能用所学中医知识为老百姓做点事，不亦乐乎！

在这里，首先要感谢我的患者、读者、粉丝。这是我出版的第八部科普著作了。很多粉丝一直以来长期关心着我，通过面诊、购书、微博、微信给我好的建议，给予我力量！还要感谢中国中医药出版社，感谢编辑们的辛苦付出！

我自9岁学习中医，深感中医学博大精深，而穴位疗法因其安全有效、易于操作的特点在海内外得到广泛接受。在此书付梓之际，一位欧洲友人用穴位按摩的方法缓解了困扰她多年的痛经与头痛问题。不得不说，穴位疗法是中国对世界医学的一大贡献，希望大家用好此书，获得长久的健康与快乐。

附录：对症穴位速查表

不适／证型	穴 位	页 码
易怒	太冲	P4
	足三里	P5
忧愁	阴包	P7
神经衰弱	太阳	P10
	百会	P11
情绪不佳	阳陵泉	P12
	大陵	P14
口臭、便秘、咽喉肿痛	内庭	P16、P64
心胆气虚	神门	P17
肝脏不适、呕吐、反胃	肝俞	P20
	行间	P21
	太溪	P22
	大敦	P22
	太冲	P23
头昏脑胀	大椎	P27
颈肩疼痛	肩井	P30
眼睛疲劳	睛明	P33
	承泣	P34
鼠标手	阳池	P36
	大陵	P36
腰椎疼痛	腰眼	P38
前列腺炎	中极	P40
痛经		

不适/证型	穴 位	页 码
腰背疼痛	委中	P42
膝盖疼痛	犊鼻	P45
腿部不适	环跳	P47
心痛、胸闷	极泉	P51
中暑昏迷	人中	P53
	委中	P54
	尺泽	P55
溺水窒息	内关	P55
	会阴	P55
失眠、癫狂	内关	P55
血压升高	百会	P57
晕车	内关	P59
呃逆、恶心、呕吐	膻中	P62
小腿抽筋	大敦	P66
心慌、胸闷	劳宫	P68
	少府	P69
喉咙肿痛	照海	P71
膀胱炎、尿道炎、盆腔炎	商丘	P71
牙龈发炎、眼睛发炎、嗓子发炎、乳腺炎	丘墟	P71
中耳炎、咽喉炎、牙龈炎	液门	P72
胃脘痛、呕吐、腹胀、肠鸣	胃俞	P76
消食	中脘	P78
养胃	冲阳	P80

（续表）

不适／证型	穴 位	页 码
小儿便秘	龟尾	P82
	七节骨	P82
便秘	支沟	P84
小儿厌食	脾经	P86
小儿腹胀	内八卦	P87
腹泻	天枢	P90
	气海	P91
牙疼、牙龈肿痛	合谷	P96
呃逆	攒竹	P98
落枕	外劳宫	P100
面瘫	下关	P102
疲劳	承山	P104
失眠	风市	P106
口腔溃疡	涌泉	P108
偏头痛	列缺	P111
	外关	P112
头风	风池	P114
小儿尿频、尿急、尿痛	小肠经	P116
手关节疼痛、屈伸不利	中渚	P117
小儿自汗、盗汗、大汗淋漓不止	肾顶	P119
舌头肿痛、溃疡、水泡、额部痤疮	少府	P121
痛经、月经不调、内分泌失调	三阴交	P125
乳房发育不良、乳腺增生、乳房纤维囊肿	乳根	P128
经期乳房胀痛	膺窗	P129

全家人的小金方 2
——疑难杂症点穴消

214

不适／证型	穴 位	页 码
痛经	子宫	P131
任脉虚、产后气血亏虚	气海	P133
咳嗽	天突	P137
肺气虚导致的感冒、咳嗽、肺炎	大椎	P140
咳嗽、哮喘	定喘	P141
感冒、头痛、鼻塞、流清涕	风门	P141
肺脏疾病	肺俞	P142
各种咳嗽	肩胛骨	P142
咳嗽、气虚便秘	太白	P144
鼻塞、嗅觉失灵	迎香	P145
各种痰	丰隆	P147
鼻塞	鼻通	P149
	迎香	P149
呃逆	膈俞	P150
小儿厌食	胃经	P156
	四缝	P158
	中脘	P158
	板门	P159
	内八卦	P159
身高生长缓慢	身柱	P161
	涌泉	P162
缺钙	大都	P164
小儿夜惊	小天心	P166
颈部、喉咙诸疾	天鼎	P169

不适/证型	穴 位	页 码
失眠、头痛、惊悸	神庭	P171
发热	天河水	P173
	六腑	P174
高热惊厥	老龙	P176
积食	胃经	P178
喉咙干涩、疼痛	少商	P180
听力下降	听宫	P181
腰部虚冷疼痛，遗尿，腹泻，男性遗精、阳痿	命门	P186
气虚	气海	P188
血虚	血海	P189
湿气重	三焦俞	P191
面黄少华、唇淡或按、食欲不振、食后腹胀、脏器下垂	中府	P192
补肾壮阳，温通经络，力气和血，补虚易损	关元	P194
腰脊不举、腰部冷痛、腰膝酸软无力	肾俞	P196
小儿体质弱	肾经	P198
腰膝酸软、头晕耳鸣、失眠多梦、性欲低下、阳痿早泄	太溪	P200
食欲不振	然谷	P202
胆气虚	丘墟	P204
小儿口臭	大陵	P206
	内庭	P206